安心家庭

家庭急救
常识指南

胡维勤 ◎主编

黑龙江科学技术出版社
HEILONGJIANG SCIENCE AND TECHNOLOGY PRESS

图书在版编目（CIP）数据

家庭急救常识指南 / 胡维勤主编 . -- 哈尔滨：黑
龙江科学技术出版社，2018.6
（安心家庭）
ISBN 978-7-5388-9610-7

Ⅰ . ①家⋯ Ⅱ . ①胡⋯ Ⅲ . ①急救－指南 Ⅳ .
① R459.7-62

中国版本图书馆 CIP 数据核字 (2018) 第 058802 号

家 庭 急 救 常 识 指 南
JIATING JIJIU CHANGSHI ZHINAN

作　　者	胡维勤	
项目总监	薛方闻	
责任编辑	马远洋	
策　　划	深圳市金版文化发展股份有限公司	
封面设计	深圳市金版文化发展股份有限公司	
出　　版	黑龙江科学技术出版社	
	地址：哈尔滨市南岗区公安街 70-2 号　邮编：150007	
	电话：（0451）53642106　传真：（0451）53642143	
	网址：www.lkcbs.cn	
发　　行	全国新华书店	
印　　刷	深圳市雅佳图印刷有限公司	
开　　本	685 mm × 920 mm　1/16	
印　　张	13	
字　　数	180 千字	
版　　次	2018 年 6 月第 1 版	
印　　次	2018 年 6 月第 1 次印刷	
书　　号	ISBN 978-7-5388-9610-7	
定　　价	39.80 元	

目 录
CONTENTS

Part 1 家庭紧急救援新观点

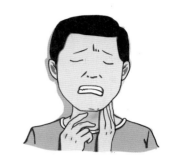

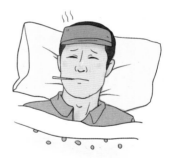

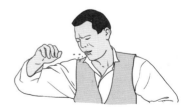

Part 2 我们都应该做急救人

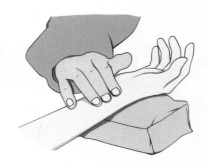

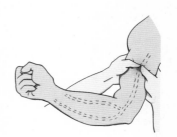

Part 3 关键时刻的救命术"海姆立克急救法"

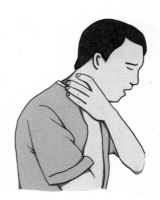

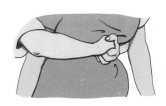

Part 4 急救必备术 "心肺复苏术"

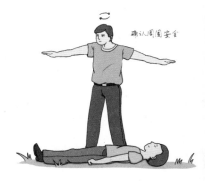

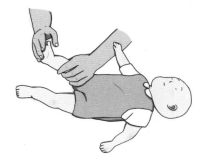

Part 5 家庭常见的紧急病症

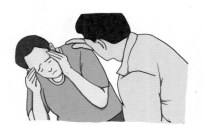

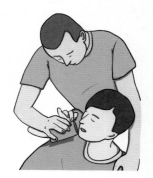

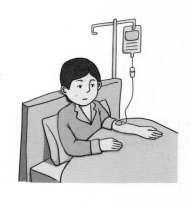

Part 6 家庭常见的内科紧急病症

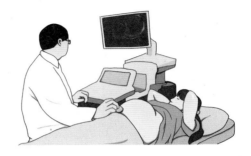

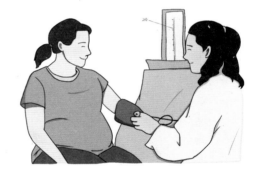

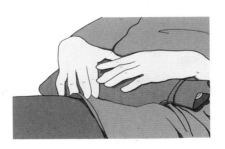

Part 7 家庭常见的外科紧急病症

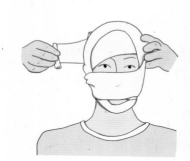

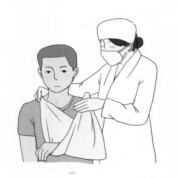

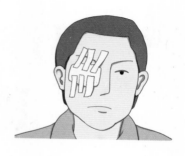

Part 8 家庭常见的中毒紧急病症

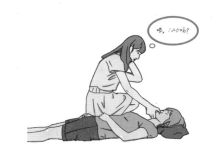

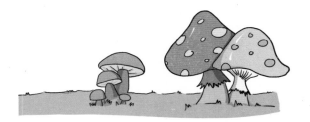

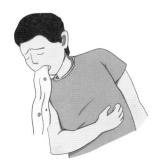

Part 9 家庭常见的小儿紧急病症

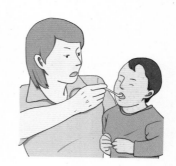
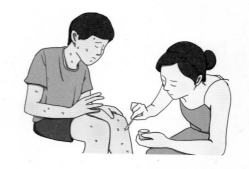
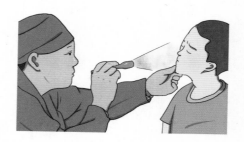

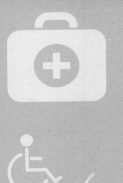

Part

1

家庭紧急救援
新观点

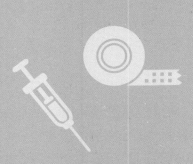

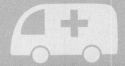

当代家庭
救援特点

　　传统的家庭救护，是遇到伤员仅仅只能做些简单的护理，对创伤做一些止血、包扎的处理，然后寻找交通工具送伤员去医院或者原地等救护车的到来，让医师给予诊断、处理。而面对伤情较重或奄奄一息的伤员，通常是无计可施，导致错失挽救生命的机会。现代家庭救护的特点，是利用自身所了解、掌握的急救知识在有需要的情况下施以援手从而达到"拯救生命，减轻伤害"的目的。

重新认识紧急救护

　　现代紧急救护，就是在现代社会发展和人民生活的新模式下，利用先进的科技手段，针对意外事故造成的急、危、重伤害，向群众普及紧急救护的知识并且掌握基本的紧急救护理念和技能，以便能在专业的医护人员到来之前，给病人实施及时、有效的帮助和治疗的一种紧急救护措施。其主要目的为三个方面：确保生命安全、控制伤员情况的变化、促进伤员更快更好的康复。

　　传统的观念中，人们常常将抢救意外事故造成紧急危重症病人的生存希望完全寄托于医院和医务人员身上，缺乏对急、危、重伤患者现场紧急救护的重要性，就是由于这种传统观念，往往让处在生死边缘的患者白白浪费了最为宝贵的十分钟抢救时间，这宝贵的时刻在医学上被称为"白金十分钟"。

抢救其实就是抢时间

　　在医院外的各种环境中，如上班场所、马路边、家庭及其他环境中，遇到突发意外，专业人员不能到达、时效最重要、救治最薄弱的早期十分钟，它是急救链的第一阶段，也是与120急救系统衔接的关键环节。这十分钟是拯救危重伤员的重要时刻，医学上称为"白金十分钟"，而专业的救护人员到达时往往已错过了这一关键期，如在此时间内我们能及时、正确抢救，往往能挽救一条生命；反之则有可能使伤患病情加重甚至丧失性命。正确、及时的现场急救为到院急救创造先前条件，能最大限度地减轻病人的伤害或挽救病人的生命。

问 旁人或自己吃东西时被异物堵塞气管并且呼吸困难时，要怎么办？

答 　　气管异物梗阻很常见，异物卡住喉咙，会出现呼吸困难，甚至几分钟内就可致人窒息而死亡，所以出现气管异物梗阻的情况，当机立断的抢救显得尤为重要。当突遇此情况时，应立刻实施"海姆立克"急救法，进行自救互救，并且在急救的同时还要叫旁人帮忙呼叫"120医疗急救车"。

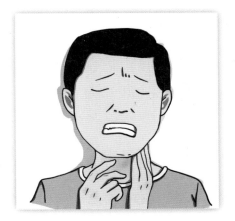

问 旁人忽然在你身边倒下，要怎么办？

答 　　一般来说，突然晕厥都是由于脑部血液供应出现了暂时性或突然性的减少，从而导致的现象。通常是由于周围的环境气温过高造成，也有可能是心理情绪剧烈波动或者体内血糖过低导致出现晕厥，但

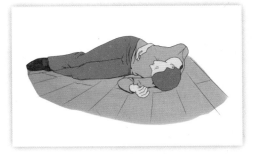

是不论是何种原因造成，我们都要立刻对伤员进行急救。在对伤员的一切病情未知的情况下，我们可以将患者平卧，松开患者的颈部、腰部的衣物、皮带，然后抬起患者双脚，使脚部高于头部，并通知"120医疗急救车"。

（问）遇到烧烫伤，要怎么办？

（答）烧烫伤，是在生活中常见的意外伤害，如沸水、热油、蒸汽、滚粥等都有可能导致人体出现严重的问题，对于这些烧烫伤，如果处理不及时，会很容易导致不良的后果。一般来讲烧烫伤的严重程度可分Ⅰ～Ⅳ度烧伤，除了Ⅰ度烧伤可以酌情考虑自我处理之外，其他程度的烧伤，是建议尽快到附近的医疗机构进行下一步救治，无论是遇到哪一种程度的烧烫伤，我们第一时间都是需要马上采取表面降温，不断使用凉水冲或泡伤口部位十分钟以上，并且可以涂一点鸡蛋清或者干净的植物油在创口表面，以免灰尘沾染或细菌感染，然后立刻到医院治疗。

做一个合格的急救人

紧急救护虽然是一个以专业的知识为平台，在通过学习训练而获得经验的基础上去实施的技能，但是现代的紧急救护已经取代了以前的方法，一般人只要通过看书、学习，按照书中的指导，就可掌握其中的技巧、方法，在遇到紧急事故并且没有专业医护人员在场的情况下，利用已掌握的知识、技巧，对伤者及时地、有效地提供救护，所以只要是通过学习，掌握了方法之后人人都可以施以援手，给予需要帮助的人们。当然，既然已经选择"施以援手"了，那么参与紧急救护的人员，也必须要承担起必要的责任：及时、正确地判断现场的整个情况，对有需要的伤员实施救治，如是群体性的伤害，还必须要判断哪一位伤员属于必须立刻救治，严格遵守紧急救护的原则——"先救命，后治伤"。

家庭药箱的
置备

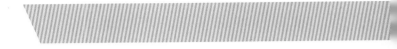

　　疾病的治疗，首先要具备一些基本技术，然后主要就是依靠药物，那么药物究竟会有什么作用呢，一般的认为，凡是用于预防、治疗、诊断疾病或能提高、调节人体生理功能，并规定有适应证和主治功能、用法、用量的物品，我们都可以称为药物。

　　正确地使用药物可以帮助人们祛病救命，让人体保持健康，但是滥用药物或错误使用药物不但不能祛病救命，反而还会对人体造成极大的危害。因此我们只有正确地识别药物，科学地使用药物，才能发挥药物应有的作用，让药物成为人体的"守护神"。

必备基础药

1. 退热类药物

　　发热，是由于致热原的作用使体温调定点上移而引起的调节性体温升高（超过0.5℃）。每个人的正常体温都会有所不同，而且还会受到许多因素（时间、季节、环境、月经等）的影响。一般常用的测量体温的方法是用腋窝测量体温（检测 10 分钟）超过 37℃ 即可定为发热。正常人体温一般为 36 ~ 37℃（腋窝测量），低热：37.5 ~ 37.9℃；中等度热：38.0 ~ 38.9℃；高热：39.0 ~ 40.9℃；超高热：41.0℃以上。

引起的原因

　　引起发热的原因很多，最常见的是感染（病毒性与细菌性），其次是一些引起全身反应的严重疾病（恶性肿瘤、结缔组织病）。人体发热并不是全都是有害的，对人体也有利的；发热时人体免疫功能明显增强，这有利于清除病原体和促进疾病的痊愈，而且发热也是疾病的一个标志，因此，体温不太高时，可通过多喝水来减少发热带来的不适感。但如体温超过 40℃（小儿超过 39℃）则可能引起头晕、惊厥、休克，甚至引发严重后遗症，必须及时就医。如出现抽搐等症状应遵照医嘱服用镇静药（特别是小儿）。

代表药物

对乙酰氨基酚、布洛芬、柴胡滴丸。

儿童代表药物

对乙酰氨基酚混悬滴剂（儿童）、布洛芬混悬液（儿童）、小儿退热栓、退热贴。

如何防护

★坚持科学的锻炼身体，多进行户外的一些活动，从而提高自身免疫力。

★气温转变时要记得及时增减衣服，从而防止过冷或过热。

★流行病流行期间尽可能地少去拥挤的公共场所，减少感染机会。

★经常开窗，保持流通新鲜空气。

★接受预防疫苗的注射，减少传染病发生概率。

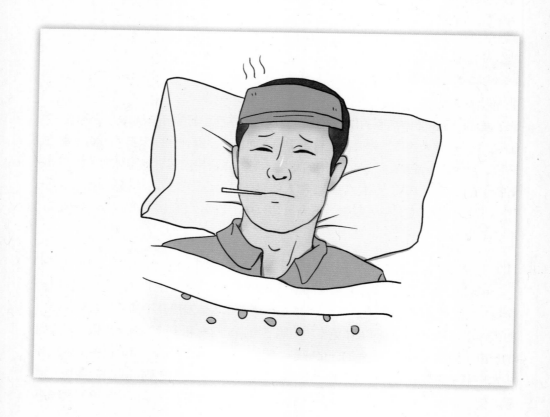

2. 感冒类药物

感冒一般指上呼吸道感染，简称上感，中医学将其分为风寒、风热两大类，是包括鼻腔、咽部或喉部急性炎症的总称。广义的上感不是一种疾病，而是一组疾病，包括普通感冒、病毒性咽炎、喉炎、疱疹性咽喉炎、咽结膜热、细菌性咽炎、扁桃体炎。狭义的上感又称普通感冒，是最常见的急性呼吸道感染性疾病，多呈自限性，但发生率较高。成人每年发生 2 ~ 4 次，儿童发生率更高，每年 6 ~ 8 次。全年皆可发病，冬春季较多。

临床症状

起病较急，潜伏期 1 ~ 3 天不等，随细菌或病毒而异，主要表现为鼻部症状，如喷嚏、鼻塞、流清水样鼻涕，也可表现为咳嗽、咽干、咽痒或咽部灼热感，甚至出现鼻后滴漏感。发病同时或数小时后可有喷嚏、鼻塞、流清水样鼻涕等症状。2 ~ 3天后鼻涕变稠，常伴咽痛、流泪、味觉减退、呼吸不畅、声嘶等。一般无发热及全身症状，或仅有低热、不适、轻度畏寒、头痛。体检可见鼻腔黏膜充血、水肿，有分泌物，咽部轻度充血。如无并发症，5 ~ 7天可痊愈。

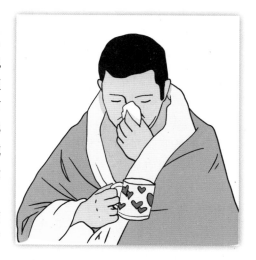

代表药物

康泰克、感冒灵、小柴胡冲剂、银翘片、氨麻美敏片（Ⅱ）等。

儿童代表药物

小儿感冒颗粒、小儿氨酚黄那敏颗粒、儿童科达琳。

如何防护

★尽量不与感冒患者接触；注意增减衣物和劳逸结合，避免受凉和劳累过度；年老体弱易感者更应注意防护；上呼吸道感染流行时应戴口罩，避免在人多的公共场合出入。

★坚持有规律的、科学的、适度的户外运动，以提高人体免疫力与耐寒能力是预防本病的主要方法。

★对于经常、反复患有本病以及老年免疫力低下的患者，可酌情应用免疫增强剂或防御疫苗。

3.化痰止咳类药物

咳嗽是人体清除呼吸道内的分泌物或异物的保护性呼吸反射动作。咳嗽有不利的一面，剧烈咳嗽可导致呼吸道出血，如长期，频繁，剧烈咳嗽影响工作、休息，甚至引起喉痛、音哑和呼吸肌痛，此时则属病理现象。

能引起咳嗽的疾病

咳嗽属于症状，不是疾病，一般情况下，引起咳嗽的疾病有上呼吸道感染、支气管炎、肺炎、急性咽炎等。并且一般的咳嗽是带有痰性黏液的，所以当症状不严重的情况下，一般我们均是选择镇咳、祛痰的合成药物。

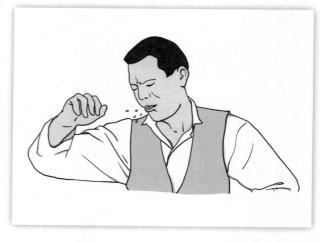

小儿一般不适合使用中枢性镇咳药，如可待因、咳必清、咳美芬等，因为婴幼儿的呼吸系统发育尚不成熟，咳嗽反射较差，气道管腔狭窄，血管丰富，纤毛运动较差，痰液不易排出，如果一咳嗽，便给予较强的止咳药，咳嗽虽暂时得以停止，但气管黏膜上的纤毛上皮细胞的运痰功能和支气管平滑肌的收缩蠕动功能受到了抑制，痰液不能顺利排出，大量痰液蓄积在气管和支气管内，影响呼吸功能。

一般的咳嗽适合选用兼有祛痰、化痰作用的止咳药，糖浆优于片剂，糖浆服用后附着在咽部黏膜上，减弱了对黏膜的刺激作用，本身就可达到镇咳目的，服用时不要用水稀释，也不要用水送服，并且还是合剂，除了能止咳之外，还能很好地去除上呼吸道的痰性黏液。

代表药物

宣肺止咳合剂、咳嗽平、咳必清、沐舒坦、川贝枇杷膏等。

儿童代表药物

小儿肺热咳喘颗粒、儿童清肺丸、小儿清热止咳糖浆、小儿宝泰康颗粒。

如何防护

绝大部分咳嗽是由于呼吸道疾病引起的，因此预防呼吸道疾病是防止咳嗽的关键。其预防措施有：

★加强锻炼，多进行户外活动，提高机体抗病能力。

★天气转变时及时增减衣服，防止过冷或过热。

★流感爆发期少去拥挤的公共场所，减少感染或交叉感染的机会。

★经常开窗，流通新鲜空气；家人感冒时，按情况可以酌情在室内可用醋熏蒸消毒，防止病毒感染。

★及时接受预防注射，减小传染病发生概率。

★对孩子要加强生活调理，饮食适宜、保证睡眠、居室环境要安静、空气要清新等。

4. 胃肠解痉类药物

胃肠痉挛可以分为胃痉挛和肠痉挛，同时这两种问题都属于症状，并不是疾病，主要是因为胃部或肠道的肌肉发生抽搐，从而引起的胃肠疼痛、呕吐、腹泻等症状。一般而言，只要对症处理就可以了。

临床症状

其主要的临床表现为胃部、腹部出现突发性、阵发性、持续性的绞痛，呕吐，腹泻等症状。儿童和婴幼儿主要表现为哭闹不安，可伴有呕吐、面颊潮红、翻滚、双下肢蜷曲等症状。哭时面部潮红，腹部胀而紧张，双腿向上蜷起，发作可因患儿排气或排便而终止。

代表药物

复方维生素 U 片颠茄铝胶囊、654-2 片、溴丙胺太林、胃乃安等。

儿童代表药物

此类药物与成人相同，但由于儿童病症难以鉴别，需慎用或到正规医院咨询。

如何防护

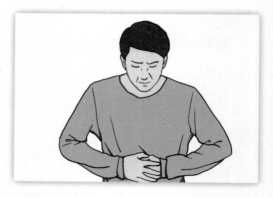

★三餐定时、规律，防止暴饮暴食。生冷食物对胃肠有强烈的刺激性，故而不宜多吃。

★根据数据调查发现，长期吸烟者的胃肠痉挛的发病率明显高于不吸烟者。

★保持平和的心态与精神，因为长期心理压力过大或精神紧张者易患胃肠道疾病，从而诱发胃肠痉挛的现象出现。

5. 助消化类药物

消化不良，是指具有上腹痛、上腹胀、早饱、嗳气、食欲不振、恶心、呕吐等不适症状，症状可持续或反复发作，病程超过一个月或在过去的十二个月中累计超过十二周。消化不良是临床上最常见的一种功能性胃肠病。

临床症状

临床上主要有上腹痛、上腹胀、晨起有饱腹感、平时有嗳气、食欲不振、恶心、呕吐，病程中也可发生多种变化，一般起病缓慢，持续性地反复发作，大多数是由于饮食、精神方面因素诱发。

代表药物

奥美拉唑肠溶胶囊、复方维生素 U 片、和胃整肠丸、吗丁啉、保和丸等。

儿童代表药物

多潘立酮混悬液（儿童）、化积颗粒、保济口服液（儿童）。

如何防护

★工作与休息弛张有度，减少精神压力。

★注重身体的日常锻炼，提高自身免疫力。

★饮食规律、科学，三餐定时定量，荤素均衡，避免大鱼大肉。

6. 止泻类药物

腹泻是一种常见症状，俗称"拉肚子"，是指排便次数明显超过平日，粪质稀薄，水分增加，每日排便量超过 200 克，或含未消化食物或脓血、黏液。腹泻可分急性和慢性两类。急性腹泻发病急剧，病程在 2 ~ 3 周之内。慢性腹泻指病程在两个月以上或间歇期在 2 ~ 4 周内的复发性腹泻。

引起的原因

引起腹泻的原因有很多，急性腹泻的病因有细菌感染、病毒感染、食物中毒、食用生冷食物、消化不良、着凉等，慢性腹泻主要是由肠道性疾病引起的，常常腹泻会伴有排便急迫感、肛门不适、失禁等症状。

代表药物

蒙脱石散、资生丸、人参健脾丸、补脾益肠丸、乳酸菌素片。

儿童代表药物

丁桂儿脐贴、小儿蒙脱石分散片、保儿安颗粒、舒腹贴膏。

如何防护

★注意食品的卫生，生熟食品要分开，避免交叉污染。

★注意饮用水卫生。饮用水要煮沸后才饮用，避免饮用未经煮沸的自来水。

★注意个人卫生，平时勤洗手。

★注意作息，避免受凉、劳累；膳食均衡，合理营养。

7. 通便类药物

便秘是临床常见的复杂症状，而不是一种疾病，主要是指排便次数减少、粪便量减少、粪便干结、排便费力等。必须结合粪便的性状、个人平时排便习惯和排便有无困难做出有无便秘的判断。如超过 6 个月即为慢性便秘。

临床症状

便秘通常在临床上的表现为：便意少，便次也少；排便艰难、费力；排便不畅；大便干结、硬便，排便不净感；一般的便秘会伴有腹痛或腹部不适；部分人群还伴有失眠、烦躁、多梦、抑郁、焦虑等精神心理障碍。

便秘在我国人群中的患病率高达 32%，但只有一小部分便秘者会选择就医，便秘可以影响各年龄段的人，女性一般多于男性，老年多于青壮年。因便秘发病率高、病因复杂，患者常有许多苦恼，便秘严重时会影响生活质量；同时由于便秘是一种较为普遍的症状，症状轻重不一，大部分人常常不去特殊理会，认为便秘不是病，不用治疗。

但实际上便秘的危害很大，如果个人便秘并且带有以下症状那就需注意了，如便血、贫血、消瘦、发热、黑便、腹痛等，出现此类的症状应马上去医院就诊，做进一步检查。

代表药物

比沙可啶肠溶片、开塞露、麻仁丸、搜风顺气丸、润肠丸、排毒养颜片。

儿童代表药物

开塞露。

如何防护

★养成定时排便的习惯，要确定一个适合自己的排便时间（最好是早晨），不管有无便意，或能不能排出，都要按时蹲厕所，长期坚持下去，就会形成定时排便的条件反射。

★晨起空腹饮一杯淡盐水或蜂蜜水，配合腹部按摩或转腰，加强通便作用。

★饮食中必须有适量的纤维素。主食不要过于精细，要适当吃些粗粮，每天要吃一定量的蔬菜与水果。

8. 抗过敏类药物

口服的抗过敏药物主要指抗组胺类药物，口服后吸收很快，能在 15—30 分钟内使过敏症状迅速得到改善，比较常用。

临床症状

临床上常见的症状有：发作性皮肤瘙痒，出现充血性风团，甚至发生休克等，引起过敏的主要因素有食物过敏、花粉过敏、细菌过敏等。

代表药物

氯雷他定片、马来酸氯苯那敏片、盐酸苯海拉明片。

儿童代表药物

氯雷他定糖浆（儿童）。

9. 抗生素类药物

炎症，就是平时人们所说的"发炎"，是机体对于刺激的一种防御反应，是十分常见而又重要的基本病理过程，体表的外伤感染和各器官的大部分常见病和多发病（如疖、痈、肺炎、肝炎、肾炎、妇科炎症等）都属于炎症性疾病。

临床症状

炎症的临床表现主要为红、肿、热、痛和人体的功能障碍。炎症，可以是感染引起的感染性炎症，也可以不是由于感染引起的非感染性炎症。

一般情况下，炎症是有益的，因为它是人体自动的防御反应，但是有的时候，它也是有害的，例如对人体自身组织的攻击、发生在透明软骨的炎症等。所以炎症反应的发生如不及时制止很容易会蔓延至全身，引起全身的炎症反应如发热、白细胞增多，更有甚者会引起器官的病变。

代表药物

头孢克洛、头孢克肟、阿莫西林、克拉维酸钾、罗红霉素、阿奇霉素等

如何防护

★注意起居生活，养成良好的作息习惯，谨防劳累过度，并且养成良好的、科学的锻炼身体的习惯。

★多喝水，戒烟限酒，荤素均衡，多吃蔬菜水果，不吃辛辣、煎炸食物。

10. 外伤消炎消毒

在日常生活中，会因各种原因导致外伤。外伤是指身体由于外在原因造成组织或器官解剖结构的破坏和生理功能的紊乱。

一般外伤的常见处理

各种外伤，不论伤口大小、深浅，都要进行及时正确的处理，若处理不当，会引起伤口出血、感染、化脓，严重的会得破伤风，甚至威胁生命。

伤口处理正确，能使其迅速愈合；反之，可能化脓感染，经久不愈，甚至因并发全身感染、气性坏疽、破伤风等。因此，对于创伤的伤口，一定要进行严格认

真的处理。处理伤口的方法一般为：

消毒： 皮肤出现伤口，完整性遭到破坏，细菌便有了可乘之机，为减少细菌的入侵，对伤口要进行认真消毒。

止血： 可根据具体情况及时止血。

包扎： 伤口包扎得当，可使其少出血、少化脓、少痛苦。包扎时要尽量做到动作迅速敏捷；部位准确、严密；动作要轻，不碰伤口；包扎牢靠，松紧适当。

代表药物

医用消毒棉球（带医用酒精）、医用消毒棉球（带碘伏）。

儿童代表药物

此类药物与成人相同，但需要注意使用部位或到正规医院咨询。

伤口护理注意事项

★伤口避免阳光直晒导致黑色素沉着，并且避免剧烈活动。

★受伤后 72 小时内，伤口周围的皮肤会肿胀，可冰敷以减轻不适。

★多吃蔬果及高蛋白质类食物，以促进伤口愈合。

★若有感染症状（发红，肿热，分泌物，发热），请立即就医。

★勤换药，尽量保护好伤口，不要让其他物质接触伤口，以免导致感染或发炎。

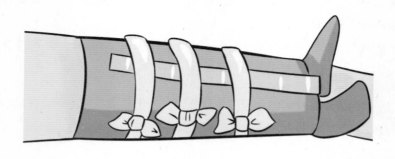

必备基础医用工具

常用工具	作用
镊子	镊子主要用于夹出异物，一般建议选用钝头的产品，以免操作不当或者操作错误造成二次伤害
剪刀	一般在家庭急救工具里面，剪刀的作用是用以剪断纱布、绷带或胶布等物品，并且还可以用于特殊情况下的伤口处理
纱布	一般用以覆盖伤口或填塞止血，如含有无菌凡士林油纱布、纱条还可以用于术后切口的引流、堵漏、覆盖创面，还有利于机体组织的修复
水银体温计	主要是用以测量体温，一般是在三个部位测量：口腔、腋窝及肛门。通常我们比较常用的是腋窝测量的方法：首先我们先将水银体温计的水银柱甩到刻度 35 度一下，然后将有体温计测温头放到腋窝下夹紧，持续 5~10 分钟的时间，就可以准确的读数。需要注意的是，由于腋窝比较容易出汗，在测量的时候为了测量的准确性，一定要先把腋窝下的汗水擦拭干净；另外，在读取温度读数的时候，一手拿着体温计的尾端（非水银端），然后与视线保持水平，慢慢转动体温计，从正面看到很粗的水银柱（在体温计的正中间），就可以开始读数了
无菌敷贴	主要用于外伤包扎固定、伤口消毒、止血、覆盖伤口，不让伤口受到细菌的感染。它既不像以前使用的棉花一样，有可能出现棉丝残留物，留在伤口上并且移开时，也不会牵动伤口，操作方便，无菌性更强

必备基础医用工具

常用工具	作用
创可贴	通常情况下，如果仅是轻微的表皮受损，大可不必使用创可贴；只须用碘酒或医用酒精清洗消毒可以了，就能有防止感染的作用，这样经过两三天伤口就可以结痂，干燥。如果皮肤的伤口较小，相对较深，那就可以用干净的清水冲洗伤口，然后再用创可贴进行简单的包扎。这里需要注意的是：包扎时间不能太长，最好不要超过 24 小时
弹性绷带	主要用于包扎伤口、防止伤口感染和固定作用；如骨折固定、伤口止血包扎等，并且由于构造特别，不会妨碍血液循环
纱布敷料	一般用以覆盖疮、伤口或伤口加压止血的填充物，它有着快速吸收伤口创面渗出的液体的作用
医用胶带	一般是用以固定绷带、纱布、敷料等，使这些材料能很好地固定在伤口处，并且它的构造带有很强的通透性和简易性（不会导致局部缺血缺氧、不影响血液循环）
止血带	止血带有止血作用，是用于四肢大出血的紧急情况的急救，它能简单、有效、迅速地达到止血的效果，但如果使用不当或者时间过长有可能会造成远端肢体缺血、坏死，导致残废。因此，只有在大出血并且其他方法不能止血的情况下才使用。需要注意的是：使用止血带的时候，需要在绑止血带的位置下面垫上一圈纱布或者护垫避免肢体缺血坏死，而且要绑在伤口的上方（近心端），并尽量靠近伤口，以上臂的上 1/3 和大腿上中部为宜，注意小腿和前臂不能上止血带，因该处有两根骨头，血管正好走在两骨之间，起不到压迫血管的作用。上臂的中 1/3 部位亦不能上止血带，因它可能引起神经损伤而致手臂瘫痪；在绑完之后务必需要登记时间然后挂在明显的位置，以免绑的时间过久导致肢体缺血坏死

家庭药物置备的
注意事项

　　几乎每个家庭都有储备常用药的习惯，而对于药物的放置位置及时间等，又有何注意事项？专家表示，一些常用药物和急救类药物，是每个家庭都应该储备的，并且我们要知道如何处理这些药物，正确使用这些药物。

避光、保持干燥

　　我们最好把药物分门别类地放置在一个药箱当中，而且药箱应处于一个阴凉，避免阳光直射、受热和防止受挤压的地方。

外包装与说明书要保存好

　　药品上原有的包装说明、药品名称的标签和说明书必须要保持完整、清晰。

定期检查药物保质期

　　药物的保存时间不宜太长，每隔一段时间应该对药物进行检查，及时更换过期药物。

有条理地存放药物

　　因为常备药物通常是使用在紧急的情况下的，所以药物应放在儿童拿不到的地方，以防儿童误服，并且药箱不能上锁，以免紧急情况下不能及时使用；对于一些毒性较大的药物需要单独放置，防止误服。

　　成人药物、儿童药物，内服药物、外用药物需要分别存放，有需要还可以在标签上注明，并且尽量不要大量地储存药物，品种和数量宜精不宜多。

紧急救援
三要素

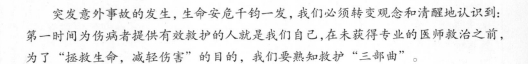

　　突发意外事故的发生，生命安危千钧一发，我们必须转变观念和清醒地认识到：第一时间为伤病者提供有效救护的人就是我们自己，在未获得专业的医师救治之前，为了"拯救生命，减轻伤害"的目的，我们要熟知救护"三部曲"。

冷静判断现场安全

　　在遇突发事件的时候，现场环境往往难以估计，所以救护人员也有可能会受到伤害和威胁，这时我们应该先保持镇定，冷静判断现场情况，确保自身的安全，然后才根据救治原则，先救命，后治伤，果断实施救治伤患。

寻求一切可能的帮助

　　突发事件中，很多情况下是无法能立即将伤患送往医院的，所以经过现场评估和病情判断之后应立即向专业的医疗机构寻求帮助，我国统一的医疗急救电话为"120"。最好是指定旁人帮忙呼叫，而施救者应立刻进行救治。在救治过程中，情况许可的条件下，边救治边对患者进行心理救助，尽量安抚伤患，减轻伤患的痛苦；只有充分利用现有的人力物力，才能最大限度地救治伤患。

掌握正确的急救知识，不做糊涂急救人

　　生活中少不了会有意外发生，当我们采取紧急施救的时候，因为操作错误或者施救方法不够到位的时候，不仅起不到拯救伤患的效果，还会对伤患造成进一步的伤害，那么在这个过程中，我们需要注意点什么呢？

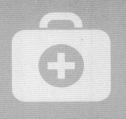

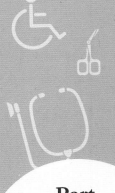

Part

2

我们都应该
做急救人

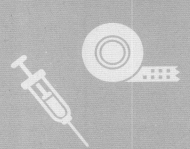

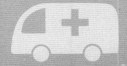

现场救援的
常见表现

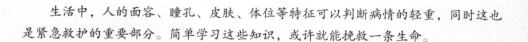

生活中，人的面容、瞳孔、皮肤、体位等特征可以判断病情的轻重，同时这也是紧急救护的重要部分。简单学习这些知识，或许就能挽救一条生命。

意识改变

正常的情况下，人的意识一般是思维敏捷、符合逻辑、条理清晰，但是当人体的意识出现了异常，在医学上已经代表大脑的部分功能已经开始失常或受损了，不同的意识改变都会引起不同的大脑损伤变化，一般情况可以分为以下几种。

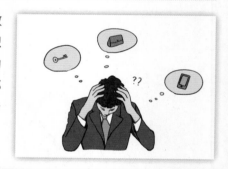

序号	观察意识	表现与对应病症
1	昏迷	昏迷的发生，表明患者的脑皮质功能已经出现严重的障碍了，一般表现为各种反射活动都减弱或消失，但患者还有呼吸和心跳。昏迷一旦发生，无论是何种原因，都已经提示病情危重，患者必须尽快得到有效的急救
2	嗜睡	嗜睡的患者常常表现为困乏思睡，会出现不同程度的、不可抗拒的入睡，是一种持续性的、延长性的病理性睡眠状态，有一定的语言或运动反应，可被叫醒，但很快又会入睡
3	谵妄	谵妄是以意识模糊，知觉障碍，思维紊乱，时而安静、时而躁动等为主要表现，一般多见于感染或中毒
4	意识模糊	意识模糊主要表现为注意力减退、记忆力减退、活动障碍、情感障碍，缺乏对外界事物的判断性，一般常见于紧急情况的感染、高热等

瞳孔变化

瞳孔是眼内虹膜中间的小圆孔，一般的大小为 2~5 毫米，它对光、心情反应灵敏，会根据不同的情况、坏境做出相应的变化，一般情况下它等大、等圆，它除了能让人们更漂亮之外，还可以在医学上诊断某些疾病或判断疾病的严重程度。

序号	观察瞳孔	表现与对应病症
1	瞳孔散大	导致瞳孔散大的原因有很多，如颅内血肿、颅脑外伤、大脑炎、煤气中毒、青光眼等，或由于使用了某些药物也会出现瞳孔散大，如阿托品、新福林、肾上腺素等
2	瞳孔缩小	一般情况下，瞳孔缩小常见于脑桥出血、肿瘤、有机磷农药中毒、虹膜睫状体炎等，或使用了匹罗卡品、吗啡等药物
3	瞳孔边缘不齐	瞳孔边缘不齐一般常见于虹膜粘连
4	瞳孔不等大	一般瞳孔是两侧等大、等圆的，如出现了不等大的情况，常见于颅内病变、脑外伤、肿瘤、脑疝等一些脑部功能病变
5	瞳孔对光反射消失、瞳孔扩大	瞳孔对光反射消失、瞳孔扩大属于紧急情况，多见于濒死状态或重度昏迷病人，临床上亦用以判断患者是否死亡

观察体位

人的体位一般可分为三种：自动体位、被动体位、强迫体位，在紧急事件发生时，往往病人的体位姿势是可以提示病人到底是什么疾病，从而根据体位的提示采取正确的治疗手段。

序号	观察体位	表现与对应病症
1	自动体位	自动体位一般分为无病、轻病或处于疾病早期，病人活动自如，不受限制
2	被动体位	被动体位，为严重性的紧急情况，病人不能随意调整或变换体位姿势，常见于意识丧失、严重的内伤或外伤、极度虚弱者等

3	强迫体位	强迫体位往往是病人为了减轻自己的痛苦而不得不采取的某种体位，一般常见的有以下几种。 1.仰卧位：多见于急性腹膜炎； 2.蹲位：多见于心脏疾病； 3.侧卧位：多见于大量胸腔积液、急性胸膜炎等； 4.角弓反张位：即头向后仰，胸腹前凸，躯干呈弓型，一般多见于破伤风患者、高热患者等； 5.坐位：一般多见于心力衰竭、急性哮喘发作、慢性阻塞性肺病等； 6.站立位：即走路或运动过程中，突然站立不动，表情痛苦，一般多见于心绞痛患者、心肌梗死等； 7.辗转不停：即患者在床上不断翻滚，表情痛苦，呻吟，多见于胆肾结石、输尿管结石、肾绞痛等

面部表情

面部表情除了可以反映出人的喜怒哀乐之外，还可以反映出病人的伤势轻重程度。所以我们生活中要注意观察。

序号	观察面容	表现与对应病症
1	愁眉苦脸	皱眉、闭口咬牙、呻吟、烦躁不安，常见于各种内伤、外伤引起的剧烈疼痛、呼吸困难、急性腹痛、严重外伤和骨折等
2	苦笑面容	四肢抽搐、角弓反张、面部肌肉颤抖，多见于癫痫、破伤风
3	贫血面容	面色苍白、唇色淡白无血色、懒言少气、浑身乏力，一般多见于失血过多
4	慢性病面容	面容憔悴、面色苍白、枯瘦，一般多见于慢性消耗性疾病，如肺结核、恶性肿瘤等
5	濒死面容	脸色苍白或灰白、表情淡漠、大汗淋漓、四肢厥冷、目光无神，一般多见于休克、严重脱水、急性腹膜炎、大出血等
6	慢性病面容	面容憔悴、面色苍白、枯瘦，一般多见于慢性消耗性疾病，如肺结核、恶性肿瘤等

皮肤表现

　　皮肤除了可以表现靓丽与否之外，它的斑点、色泽等一些异样的情况，常常可以成为判断病情的情况或决定治疗方向的关键提示。

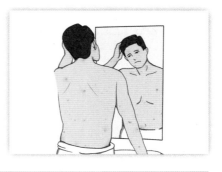

序号	观察皮肤	表现与对应病症
1	皮肤水肿	凹陷性水肿，即用手指压之呈凹陷性，大部分的水肿都是属于这种类型，如：从下肢开始水肿的，多见于心脏疾病；从眼睑、头面部开始水肿的，多见于肾脏疾病。凹陷性的水肿往往会蔓延到全身，而局部性的非凹陷性的水肿一般提示有淋巴性疾病、炎症以及一些过敏性的疾病
2	皮疹	皮疹一般多为全身性疾病的表现之一，偶尔也见有局部性的，常见于传染病、皮肤病、药物和其他物质过敏反应
3	荨麻疹	荨麻疹又叫风疹块，手触摸时略高于皮肤并常伴有瘙痒，多见于异型蛋白食物或药物过敏
4	斑丘疹	斑丘疹为斑疹与丘疹同时存在，其特点为在疹的周围会有皮肤发红的底盘，一般多见于风疹、猩红热等
5	玫瑰疹	婴幼儿常见，多由病毒引起，是婴幼儿时期的一种常见性、传染性的疾病；其特点是一种鲜红色的圆形斑疹，大小为直径2~3毫米，压之褪色，松手即复，一般常见出现在胸腹部；多见于伤寒或副伤寒疾病
6	斑疹	斑疹多由细菌或病毒引起，其特点为点大成片，色红或紫，摸之碍手，但也有不碍手的，一般多见于伤寒、丹毒等疾病
7	皮肤苍白	一般多见于贫血、休克、虚弱、寒冷等疾病或因素
8	皮肤发黄	皮肤发黄可分为柠檬黄、橘黄、黄绿、暗黄等，一般多见于黄疸症
9	全身青紫	属于急性表现，一般多见于缺氧、心力衰竭、严重性肺炎、中毒、呼吸道阻塞等，尤以头面部表现最为明显、迅速

现场急救的
常规检查

现场急救，人命关天。现场急救要对重要的生命体征进行检查，只需要懂得常识性的知识，就可以降低死亡率，所以这不单单是针对医务人员的知识与技能，也应该是所有的成年人都应该掌握的基本要领。

脉搏检查

正常情况下，随着心脏的舒张和收缩，在表浅的动脉所触摸到的跳动称为脉搏；正常的情况下脉搏的跳动节律是均匀相等的，是与心率一致的，并且脉搏的跳动会由于疾病、环境、心情和年龄层次的不同而不同，如老年人的正常范围是 55~75 次 / 分钟；成年人是60~100 次 / 分钟; 儿童是 110~120 次 / 分钟;婴儿是 130~150 次 / 分钟。

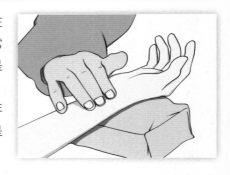

测量方法

最常用的是桡动脉测量法，即在手的腕横纹上方，靠拇指一侧，将食指、中指、无名指平放在搏动最明显处，让病人先安静休息 5~10 分钟，计量半分钟的脉搏数再乘以二即得出一分钟的脉搏次数；如紧急情况下桡动脉不方便测量，亦可采取其他部位测量，如：颈动脉，位于气管与胸锁乳突肌之间；肱动脉，位于上臂肱二头肌内侧沟处；股动脉，位于大腿上端，腹股沟中点稍下。

异常脉搏

进行脉搏检查的时候，可以对病患情况有个初步的了解，因为当身体出现了疾病或者其他症状的时候，脉搏会变得异常，这时就可以通过这一表现进行初步的判断或诊察。

1. **脉搏加快（≥ 100次 / 分钟）**：多见于剧烈活动、情绪激动、紧张、气候炎热、饭后、酒后等。疾病上多见于发热、贫血、冠心病、心力衰竭、甲状腺功能亢进等。

2. **脉搏减慢（≤ 60次 / 分钟）**：多见于颅内压增高、阻塞性黄疸、房室传导阻滞、甲状腺功能减退等。

3. **脉率不齐（即时而摸到时而摸不到）**：一般多见于突发性心脏疾病，如心房纤颤。

4. **脉搏消失（即不能触摸到脉搏）**：一般多见于重度休克、大动脉炎、闭塞性脉管炎、重度昏迷等。

测量体温

一般情况下，检查人体的温度变化，可以判断某些疾病，一般正常人的体温是在36~37℃，但会由于生理情况、年龄、性别、环境等问题，会出现细微的波动。测量体温虽然方法很简单，但要求却很严格，一般来讲，测量体温有腋测法、肛测法、口腔测法三种，体温计亦分别对应有腋表、肛表和口表，详细内容请见下文。

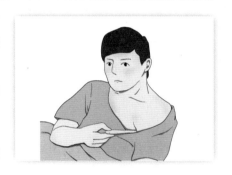

腋测法

腋测法，是临床上最常见的一种方法，此方法安全方便，测量时首先将腋表的水银柱甩至 35 刻度以下，然后将腋表有水银的一侧放入患者腋窝中央，吩咐患者夹紧后，5~10 分钟后取出看清度数并做好记录。正常人的腋下体温一般为36~37℃。

肛测法

肛测法，首先用液体石蜡或油脂润滑体温表含水银一端，让患者屈膝侧卧或俯卧，将肛表（水银一侧）缓慢地插入肛门 3~4 厘米，3~5 分钟后取出，用软纸或纱布擦干净然后读数，一般肛门体温的正常范围是 36.8~37.8℃。

口腔测法

口腔测量，测温前先将口表消毒擦干并且将水银柱甩至 35 刻度以下，然后放置在病人舌下并叮嘱病人闭口和切勿用牙齿咬（避免咬碎或脱落），3 分钟后取出擦净后观察度数，一般成年人的口腔温度为 36.2~37.2℃，小儿的可再高 0.5℃。

检查呼吸

呼吸是人体生命活动中的必要过程，正常人的呼吸是有规律且均匀的，成年人一般呼吸 16~20 次 / 分钟，新生儿为 35~45 次 / 分钟，儿童为 20~30 次 / 分钟，但是呼吸的次数会由于环境、心理、疾病等情况的影响而有所改变，所以人体的呼吸次数是可以判断人体是否存在问题的指标之一，这也是在家庭急救中至关重要的。

检查呼吸的方法

1. 呼吸的快慢与精神是有很大关系的，所以为了准确性，在测量前应先让病人安静并避免与病人谈话，测量时不仅要数每分钟呼吸的次数，还要观擦呼吸深浅是否均匀、快慢是否一致，有无呼吸困难的表现；吸气略长于呼气，新生儿呼吸快慢、深浅不一，这些情况都是属于正常的现象，不一定是病理现象。

2. 对于无法观察的危重病人，可以将棉絮放在鼻孔前，棉絮飘动的次数就是病人的呼吸次数。

异常呼吸

1. **呼吸困难：** 是呼吸功能不全的重要表现，主要表现为呼吸困难，呼吸频率或快或慢，呼吸深度异常，严重时还会有面部发紫、鼻翼翕动、大汗淋漓等，一般多见于呼吸道阻塞、支气管哮喘、肿瘤、咽喉水肿、肺部严重疾病等。

2. **潮式呼吸：** 是呼吸逐步减弱以至停止和呼吸逐渐增强两者交替出现，呈潮水涨落样；潮式呼吸周期可长达 30 秒至 2 分钟，暂停期可持续 5 ~ 30 秒；临床上多见于内脏功能衰竭后期、脑血管疾病后期、心血管疾病后期、大出血和中毒等。

3. **间停呼吸：** 表现为有规律的呼吸几次后，突然停止，然后又开始呼吸，持续循环；临床上多见于危急时刻和重疾的后期，如酮症酸中毒、脑膜炎、颅内高压等。

4. **深大呼吸：** 一般出现于危、急、重症患者，表现为呼吸深而慢，临床多见于酮症酸中毒、肝昏迷、尿毒症等。

创伤止血

所有创伤均可引起不同程度的出血，当严重创伤伴有内脏破裂或骨折时，出血量更大，大出血常是外伤后导致死亡的主要原因。一般情况下，成人血液占体重的7%～8%，如一个60千克体重的人，体内有4500毫升左右的血液。当创伤导致失血量达总血量的20%以上时，患者就可表现出休克症状，如失血达到总血量的40%以上，体内各组织器官就会发生供血不足和缺氧，如不能及时补充血量，这些组织器官就会受到不可逆转的损害，进而导致患者的死亡，因此在急救时能正确选用止血方法是至关重要的。

创伤处理

1. 发现创伤时，止血、清洁伤口、敷上纱布、包扎绷带（必要处理程序）；严重出血、疼痛，或是止血后仍疼痛不已时，须尽早就医治疗。较小或较表浅的伤口，应先用冷开水或洁净的自来水冲洗，但不要去除已凝结的血块；伤口处有玻璃碎片、利器等异物插入时，千万不要去触碰、压迫和拔出，可将两侧创口边缘挤拢，用消毒纱布、绷带包扎后，立即去医院处理。

2. 对大量出血的患者，宜首先采取止血方法——直接压迫法止血，这是最简单、最有效、也是最安全的止血法，将干净的纱布或手帕敷在伤口处，以手掌或手指用力压迫，直至血止为止；没有布时，也可以手掌或手指直接压迫，效果一样；手、脚出血时可抬高出血部位使其高于心脏，止血效果更佳。

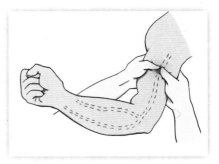

3. 直接压迫法仍无法止血时，则在纱布或手帕上包扎绷带（继续压迫），如这样仍无法止住血时，就表示情况不妙，简易救护后须尽早就医；期间仍应以手掌或手指在绷带上继续压迫。

4. 依上述方法亦无法止住血时，可使用止血带，但这个方法稍具危险性（需要严格掌握好捆绑的部位和时间），非到紧要关头，最好不要随意使用。

5. 止血后，则开始伤口处理；若伤口上有泥尘等脏东西时，以干净的水冲洗干净后再消毒。

6. 处理完全后，将干净的纱布敷在伤口处，用绷带包好。

伤口止血（指压法）

部位	操作手法
面部（面动脉）	站在伤员伤侧身后，一手固定伤员头部；另一手拇指在下颌角前上方约 1.5 厘米处，向下颌骨方向垂直压迫，其余四指托住下颌。此法用于颌部及颜面部的动脉破裂出血
颈部（颈动脉）	面对伤员，一手固定伤员头部；另一手拇指在伤侧的胸锁乳突肌内侧缘动脉搏动处，向颈椎方向压迫，其余四指固定在颈后部。此法用于头、颈、面部动脉破裂的大出血，且压迫其他部位无效时。注意不得同时压迫两侧颈动脉
前臂（肱动脉）	站在伤员伤侧，面对伤员，一手握住伤肢腕部，将上肢外展外旋，并屈肘抬高上肢；另一手拇指在上臂肱二头肌内侧缘动脉搏动处，向肱骨方向垂直压迫。此法用于手、前臂及上臂的动脉破裂出血
手掌手背（尺、桡动脉）	面对伤员，双手拇指分别在腕横纹上方两侧动脉搏动处垂直压迫。此法用于手部的动脉破裂出血
手指（指动脉）	一手握住伤员手腕；另一手拇指、食指分别捏住伤指根部左右两侧。此法用于手指动脉破裂出血
大腿（股动脉）	面对伤员，两手拇指重迭放在腹股沟韧带中点稍下方动脉搏动处，用力垂直向下压迫，两手其余四指固定大腿。亦可直接用手掌或拳头垂直压迫股动脉。此法用于大腿、小腿及足部的动脉破裂的大出血
小腿（腘动脉）	双手拇指重迭放在腘窝横纹中点动脉搏动处，垂直向下压迫，两手其余四指固定膝部。此法用于小腿及足部的动脉破裂出血
足部（足背及胫后动脉）	两手拇指分别压迫足背中间近脚腕处（足背动脉）及足跟内侧于内踝之间处（胫后动脉）两手其余四指分别固定足部与踝部。此法用于足部的动脉破裂出血

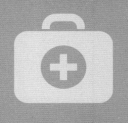

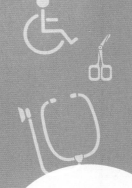

Part

3

关键时刻的救命术
"海姆立克急救法"

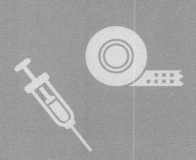

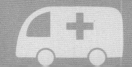

气管异物
阻塞的表现

　　如何判断气道梗阻是抢救成功的关键之一，气道的梗阻可以由于异物的部分或完全堵塞；一般情况下患者的表现为突然的剧烈咳嗽、声音嘶哑、呼吸困难、呕吐、面色发绀、窒息等，甚至有部分人会有特殊表现；所以如果这时候会海姆立克急救法就能自救互救，就能挽回一条生命。

典型症状

　　人体的气道本身是畅通无阻的，越畅通我们就越会从精神上、心灵上甚至全身肌肉都有一个放松的状态，但是由于异物突然吸入气道，这时患者会感到非常难受，常常会不由自主地以一手或双手做出掐脖子的姿势，表情异常痛苦。

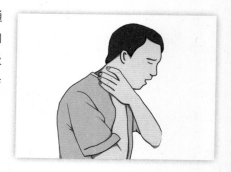

气管部分阻塞

　　当患者的气道属于部分梗阻的情况下，患者会出现咳嗽、喘气、呼吸困难、患者张口呼吸时甚至可以听到异物冲击性的喘鸣声并且还有会出现面色、皮肤、甲床发绀等情况出现。

气管完全阻塞

　　当异物完全阻塞在患者的气道的时候，患者会第一时间出现面色灰暗、青紫、无法言语、无法咳嗽、无法呼吸然后昏迷倒地，最后窒息。

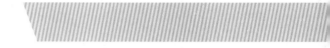

成人
"海姆立克急救法"

突然遇见气道梗阻的患者的时候，我们应立刻上前询问患者："是否觉得喉咙有异物阻塞？""需要我帮助你吗？"此时，还在清醒状态的患者会点头告诉我们，那么我们应立即使用海姆立克法并尽快呼叫，并帮助拨打120急救电话。

自救腹部冲击法

此方法一般是应用于气道部分梗阻，并且患者意识清楚，具有一定的急救常识、技能，并且现场无他人在场帮助，无法用电话求救的情况下所采取的自救法。

自救法一

自己的一手握空拳，放置于肚脐眼上2厘米的地方，另一手顶住空拳并且同时向内、向上推，反复5次，每一次的冲击要明显分隔开，一般是一秒一次，直到异物排出。

自救法二

还可以找个适当高度的椅子、桌边、栏杆等坚硬物体，依靠身体的重量瞬间用力往下压，同样是反复5次，每一次的冲击要明显分隔开，一般是一秒一次，直到异物排出。

互救腹部冲击法

此方法一般是应用于救助患者，适合气道完全梗阻或部分梗阻、适合患者意识清楚或意识不清楚。

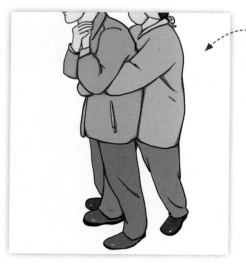

站立腹部冲击法

1. 站在患者身后，伸出一脚于患者两脚间，以顶住患者的臀部，避免患者倒下受伤，然后双臂环绕患者的腰部，让患者上身、头部往前倾斜，一手空拳，放置在患者的肚脐上 2 厘米位置，另一只手顶住空拳，突然快速地向内、向上挤压 5 次，每一次的冲击要明显分隔开，一般是一秒一次，直到异物排出。

2. 患者如果意识清醒，就一直重复这个动作，直到异物排出，如果患者昏倒，立刻拨打 120，并开始实施心肺复苏术。

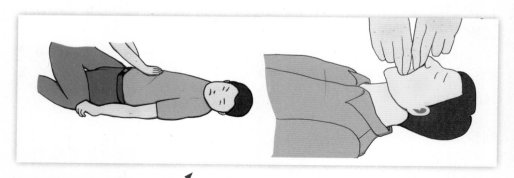

仰卧位腹部冲击法

1. 将意识不清的患者放置呈仰卧位，救助者骑跨在患者的腿上，一手掌根放置于患者的肚脐上 2 厘米位置，另一只手重叠放在一起，然后两手突然迅速往患者的腹部内侧挤压 5 次，每一次的冲击要明显分隔开，一般是一秒一次，直到异物排出。

2. 如果看到有异物被排出，迅速地用手帮患者拿掉，但如果没有看到异物就不要盲目地乱找，因为可能会把异物推往气管的更深处。

3. 如果发现患者没有意识了，立即拨打 120，并且开始心肺复苏术。

孕妇与肥胖者
"海姆立克急救法"

　　肥胖者与孕妇的救治流程是与成年人的一样的，只是因为孕妇一般四个月后腹部因胎儿的原因会明显隆起，这时候是不适合依旧在肚脐上部操作的；而肥胖者一般都是肚子较为隆起，肚脐上不好用力，所以救治的方法参照孕妇救治法。

1 　站立时，急救者站在患者身后，伸出一脚于患者的双脚间，以顶住患者的臀部，避免患者倒下受伤，然后双臂环绕患者，一手空拳，放置在患者的胸骨中间位置，另一只手顶住空拳，突然快速地向内、向上挤压 5 次，每一次的冲击要明显分隔开，一般是一秒一次，直到异物排出。这样冲击上腹部，等于突然增大了腹内压力，可以抬高膈肌，使气道瞬间压力迅速加大，肺内空气被迫排出，使阻塞气管的食物（或其他异物）上移并被驱出。

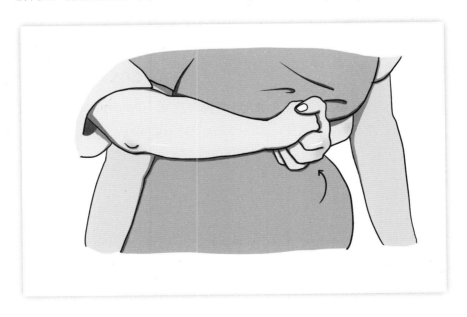

2 孕妇如果意识清醒，就一直重复这个动作，直到异物排出，如果孕妇昏倒，立刻拨打 120，并开始实施心肺复苏术。

3 平躺时，急救者骑跨在孕妇的腿上，用一手掌根放置在两乳头连线中点的位置，另一手重叠上去，快速向内挤压 5 次。

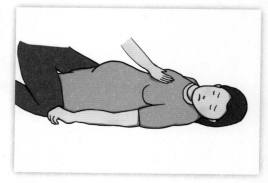

4 看到有异物被冲出，迅速用手帮患者拿掉，但如果没有看到异物就不要盲目地乱找，因为可能会把异物推往气管的更深处。

5 对气道异物严重梗阻者在处理的同时，应及时拨打急救电话送院抢救。

婴幼儿
"海姆立克急救法"

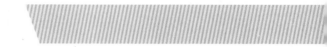

对小朋友来讲，他们通常会用很特别的方式来认识这个世界，先是什么都看，然后就是什么都摸，最后是什么都放嘴里，所以海姆立克急救法应该是必备的婴幼儿急救手法。

1 边紧急呼救边抢救，先把孩子仰放在一个平面上，一手的虎口扣住孩子的脸颊两边，然后手臂贴紧孩子的胸部和腹部。

2 接着用另一手放到孩子的背部，手掌固定好孩子的后脑勺，同时两手要夹住孩子。

3 小心地把孩子翻转 180 度，让孩子转成俯卧位，并且让孩子的双腿分开，跨在手的两边。

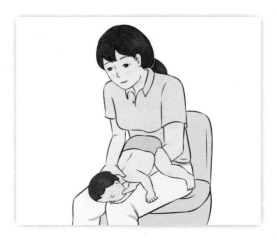

4 用固定住后脑勺的那一只手，在孩子的两肩胛骨之间的位置，用掌根拍击 5 次。

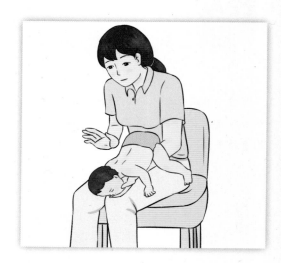

5 用两手及前臂固定好孩子，翻转 180 度，让孩子转成仰卧位。

6 食指和中指并拢对准两乳头连线中点的位置快速地连续按压 5 次直到异物清除或婴儿已经无任何反应为止，在建瓯大盘（以每秒一次的频率进行快速胸部按压的步骤，每次都必须产生足够的力量来清除异物为目的）。

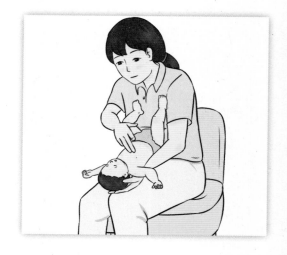

7 检查口腔，如异物已经排出，孩子开始哭闹或咳嗽，说明救治已经成功了，如还未能排出，继续重复以上动作。

8 如果孩子失去了反应，不再动弹，立刻对孩子进行婴儿 CPR，详细请看第三章"婴儿 CPR 图解"。

注意事项

1.异物阻塞是威胁5岁以下的儿童生命的最大杀手，所以家长们务必要看好孩子，做到防患于未然。

2.快速地识别出气道梗阻的表现也能大大地提高患者的生存概率。

3.给小孩的食物尽量切成较小的条状并令其缓慢地完全咀嚼。

4.在儿童口含食物的时候，尽量不让孩子跑步、玩耍、大笑等。

5.切勿盲目地去清除婴幼儿喉中的异物，因为这样有可能会将异物推入气道，导致更严重的梗阻或损伤。

6.异物的性质、种类、大小不一，急救的办法也不同，特别不能根据谣言所说"抓住孩子的脚，让孩子头朝下"。因为这样非常容易导致婴幼儿窒息。

7.如果您无法确定病情或没有经过婴幼儿气道异物救治的训练或已经是六神无主、手足无措等情况时，最好的办法是拨打120或直接到医院进行专业的救治。

儿童（5~12岁）

"海姆立克急救法"

孩子误吞异物后的反应常常是非常剧烈的，这导致部分家长惊慌失措，但此时光着急是无济于事的，反而会错过抢救时机。所以当家长发现孩子气道异物阻塞时，应该先冷静，然后采取正确的措施才能让孩子摆脱危险。

1 观察儿童有无嘴唇发紫、呛咳、烦躁不安、呼吸困难等表现。如出现上述现象即表明有异物阻塞气道。但是，此时不能采用传统的拍打儿童背部或直接用手伸进口腔咽喉去取物等方法，因为大量的研究证实此类方法不仅无法解决病情，反而还会很容易导致儿童气道的异物阻塞更严重。

2 如果气道里的异物还没导致儿童缺氧，儿童还能咳嗽，此时我们应该鼓励孩子用力把气道中的异物咳出，若是无法咳出，应尽快使用海姆立克急救法帮助儿童，将异物从气道内排出。

3 如果异物已经引起了呼吸困难、躁动不安、面色发绀等紧急缺氧的症状，我们应立刻拨打120，在等候救援人员达到的同时，立即实施海姆立克急救法进行急救，此方法往往会在关键时救人一命。

注意事项

1.此年龄段的儿童海姆立克急救法与成人的操作一样。

2.海姆立克急救法"是全世界抢救异物误入气管患者的标准方法；危急关头，正确使用"海姆立克急救法"就能拯救他人或自己的生命，因此不管你工作多忙，也不管是一个医生，还是一个普通的家长，都应该要学会"海姆立克急救法"。

气管异物阻塞
急救流程

意识清醒者

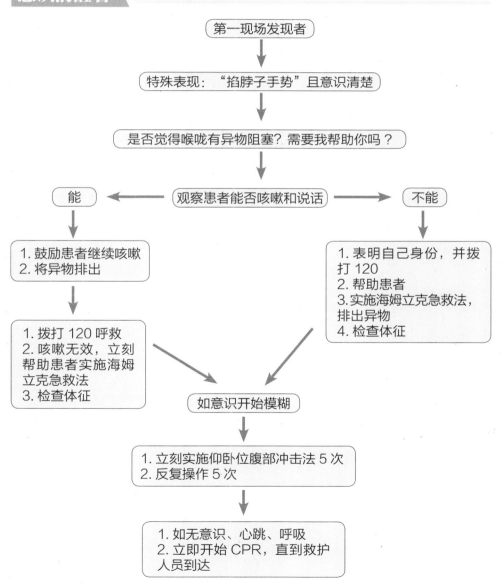

第一现场发现者

特殊表现："掐脖子手势"且意识清楚

是否觉得喉咙有异物阻塞？需要我帮助你吗？

能 ← 观察患者能否咳嗽和说话 → 不能

能：
1. 鼓励患者继续咳嗽
2. 将异物排出

不能：
1. 表明自己身份，并拨打 120
2. 帮助患者
3. 实施海姆立克急救法，排出异物
4. 检查体征

1. 拨打 120 呼救
2. 咳嗽无效，立刻帮助患者实施海姆立克急救法
3. 检查体征

如意识开始模糊

1. 立刻实施仰卧位腹部冲击法 5 次
2. 反复操作 5 次

1. 如无意识、心跳、呼吸
2. 立即开始 CPR，直到救护人员到达

无意识者

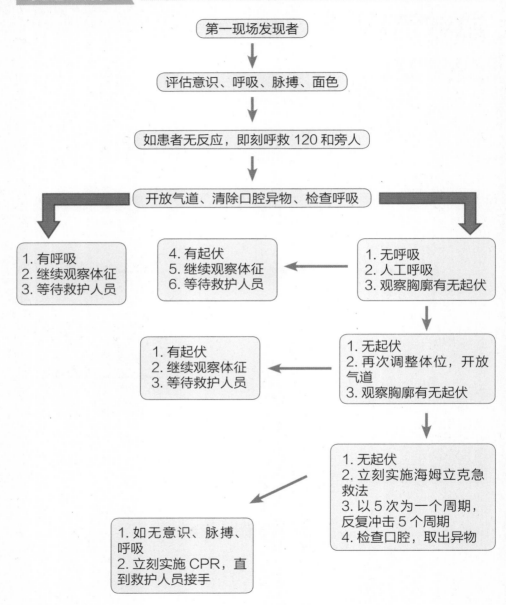

第一现场发现者

↓

评估意识、呼吸、脉搏、面色

↓

如患者无反应，即刻呼救 120 和旁人

↓

开放气道、清除口腔异物、检查呼吸

1. 有呼吸
2. 继续观察体征
3. 等待救护人员

4. 有起伏
5. 继续观察体征
6. 等待救护人员

1. 无呼吸
2. 人工呼吸
3. 观察胸廓有无起伏

↓

1. 有起伏
2. 继续观察体征
3. 等待救护人员

1. 无起伏
2. 再次调整体位，开放气道
3. 观察胸廓有无起伏

↓

1. 无起伏
2. 立刻实施海姆立克急救法
3. 以 5 次为一个周期，反复冲击 5 个周期
4. 检查口腔，取出异物

1. 如无意识、脉搏、呼吸
2. 立刻实施 CPR，直到救护人员接手

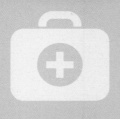
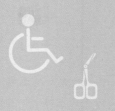

Part

4

急救必备术
"心肺复苏术"

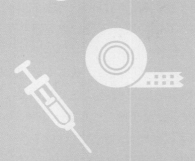
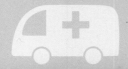

时间的重要性
与社会的现实性

陆机的《短歌行》里面说到："人寿几何？逝如朝霞。时无重至，华不再阳。"人生短短几个秋，说起来也是弹指一挥间。无论你干什么事情，都要珍惜时间，切不可慨叹人生苦短，让时间白白从你身边流逝；而我们现代人却不明白时间的重要性，特别是在紧急意外事故发生时，往往由于我们的无知、疑虑，让患者的生命白白消逝。

为了生命，分秒必争

当人体的心跳停止时，如抢救及时，处理得当，常可在短时间内使病人心脏复苏；这就是5分钟的黄金时间，若心肺复苏术能在5分钟内成功施行，则病人的生存机会将提高2~3倍；为何非要在5分钟的时间内施展"心肺复苏术"呢？这是由于在心跳停止的时候，实施心肺复苏术，相当于人工恢复心脏跳动，避免脑死亡，所以在这短短的五分钟里面，仅靠你的双手，就能大大增加患者的生存机会！

拯救性命与社会现实的对抗

突遇生命垂危的路人在救治前，我们都会有两个很现实的疑问，一是在进行人工呼吸急救的时候会不会传染疾病？二是会不会出现"救治好了是英雄，没救治好是罪人"的情况，患者的家人会不会告我？

首先第一个问题，虽然发生的概率是微乎其微，基本不可能出现，但是确实唾液和呼吸道是会传染某些疾病的，若实在是不愿意实施人工呼吸，那就只进行胸部按压，这样就不会出现传染疾病的情况；至于第二个问题，孟子曰："无恻隐之心，非人也。"一个人是否善良，我们可以参考他对别人生命的态度；当他人处于不幸中，我们不苛求每个人都能出手营救，但不该麻木地漠视他人痛苦；这是对生命缺乏最起码的尊重，对他人缺乏最基本的同情心的表现。

三类人群
"心肺复苏" 步骤

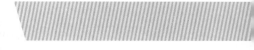

　　当人的心跳、呼吸、血液、停止之后，会有 5 分钟使用心肺复苏术来拯救生命的黄金时间，这个被您拯救的对象，有可能是素未谋面的陌生人，也有可能是对您至关重要的家人或朋友。注意哦！以下的急救内容是针对未经过心肺复苏训练、培训的非专业人员的简化通俗版！

心肺复苏的体位

患者体位

　　一般情况下，无论是成人、儿童、孕妇、婴儿，凡是需要心肺复苏的患者，都要仰卧在坚硬平实的表面上，头颈、躯干要在同一水平面上，不能弯曲，双手放在躯干两侧，双腿自然伸直。

　　如需要心肺复苏的患者是俯卧位的时候，我们应小心地帮患者翻转过来，其方法是一手托住患者的颈部（有颈部受伤时，防止颈髓受损），一手扶着肩部，在同一轴线上翻转身体。

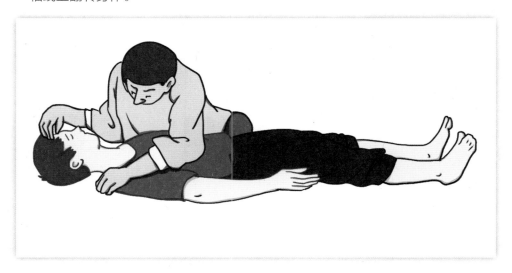

成人 CPR

仅靠一双手，在分秒必争的时刻，抓住时机，那么你就是那个有机会帮助他（她）改变一生的人。

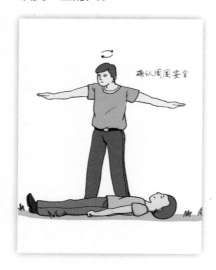

1

评估现场

意外的发生往往是不可预估的，有可能是在家里，也有可能是在户外，甚至处于更复杂的情况，为了保证救助者和伤员的安全，首先是要确定现场是否安全，是否有必要将伤员移至安全地点再进行救治。

2

评估意识

立刻到伤员的身边，双膝打开，与肩膀同宽，跪到伤员的肩膀到腰部之间，一手用力的拍打肩膀，然后在伤员的耳边充满力量地叫他："喂！先生（小姐）！你怎么样了？"一手触摸伤员的脉搏，注意！意识评估的时间一般是 5~10 秒，如果此时伤员还无任何反应，还可以用你的拇指用力掐他的人中穴，伤员仍无反应并且无呼吸时，即刻实施 CPR。

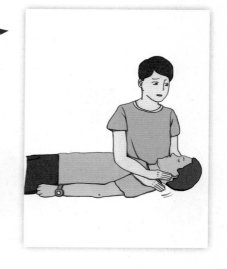

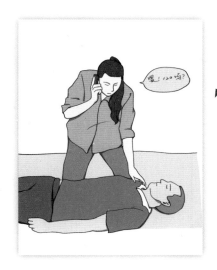

3

紧急呼叫

确定伤员无反应，需要即刻实施
CPR 的时候，你还要做一件非常重
要的事，就是叫住另一个在现场的
人，叫他帮你打电话！拨打 120！

4

胸外心脏按压

把事情分配完成之后，你就要深吸一
口气，心无杂念的开始心肺复苏术，
现在你需要双臂伸直，手掌交错，掌
心对准伤员的乳头连线中点的位置，
向下压 3.5~5.0 厘米，上下的节奏均
匀，按压时掌心都要紧贴胸口并且以
每分钟 80~100 次的频率按压胸部
30 次。

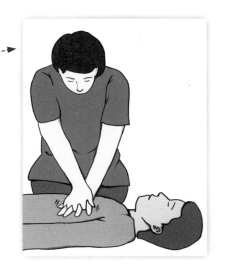

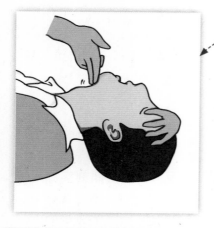

5

开放气道

在开始人工呼吸之前，先把口腔里的异物清理干净，如有呕吐物、脱落的牙齿、假牙等可以先用手指挖出，以保持呼吸道的通畅，然后用一手压住患者的额头，一手抬起患者的下巴使头部往后仰，目的是要让患者的气道完全开放，注意舌头是否堵住气管入口。

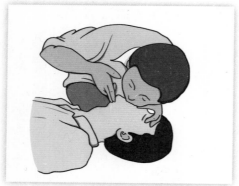

6

人工呼吸

气聚丹田，深深吸一口气，然后用压额头那一只手的拇指和食指捏紧患者的鼻子，再用你的嘴完全罩在患者的嘴上面，请切记不要留有缝隙，最后用力吹气，直到患者的胸廓因为你吹入的空气而鼓起来才算有效。

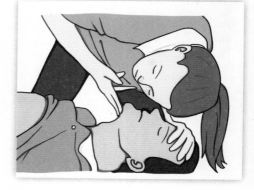

7

再次评估

胸外按压与人工呼吸的比例为 30：2，此为一周期，即以 80~100 下 / 分钟的速度压胸 30 下，然后吹气 2 次的固定比例，在实施了 5 个周期之后应先重新检查一次，检查患者有没有自住呼吸和脉搏，如果有则将患者摆成复苏姿势，如果仍未恢复，应继续心肺复苏术，直到医护人员到来接手急救工作。

孕妇 CPR

　　孕妇的心肺复苏术的流程与其他人群基本是一样的，正常实施心肺复苏术的时候，是要求伤者平躺在地上，但如果此时是一个妊娠期超过 20 周的孕妇，那么她的子宫和胎儿的重量就会往下压，会压到腹腔动脉，实施心肺复苏的方法会有差别。

1 评估现场

同样为了保证救助者和伤员的安全，首先是要确定现场是否安全，是否有必要将伤员移至安全地点再进行救治。

2 判断意识

一手用力拍打肩膀，然后在伤员的耳边充满力量地叫她："喂！小姐，你怎么样了？"，一手触摸伤员的脉搏，注意！意识评估的时间一般是 5~10 秒，如果此时伤员还无任何反应，还可以用你的拇指用力掐她的人中穴，伤员仍无反应并且无呼吸，即刻实施 CPR。

3 紧急呼叫

确定伤员无反应，立刻叫住另一个在现场的人，叫他帮你打电话！拨打 120！

4

胸外心脏按压

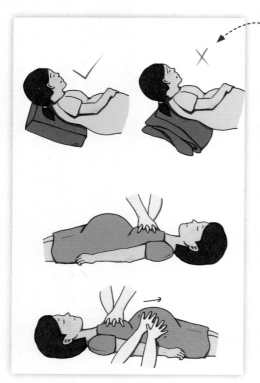

如果现场是有两个人急救的情况下，尽量维持孕妇平躺（因为容易用力），同样的，孕妇胸外按压是掌心对准患者的乳头连线中点的位置，向下压 6 厘米，上下的节奏均匀，按压时掌心都要紧贴胸口并且以每分钟 80~100 次的频率按压胸部 30 次。但是需要注意！一个人在做胸外按压的同时，另一个人尽可能的将孕妇的肚子往左边推移，从孕妇的右边推移肚子，直到推到肚子的中线为止，两人换手心肺复苏的时候要继续推移胎儿。

如果现场只有一人急救，必须用坚硬的物品垫高右背 30°左右（避免子宫胎儿的重量压到大血管引起血液循环障碍），如果身边没有任何东西可以使用，急救者应跪在孕妇的右侧，然后把孕妇放到你的大腿上，用大腿顶起孕妇的右侧背部，然后继续进行心肺复苏术。

5 开放气道

开放气道前先检查孕妇口腔内是否有阻塞物，先清理干净，以保持气道的畅通，然后一手压额头，一手提下巴，把气道打开。

6 人工呼吸

深深吸一口气，然后用压额头那一只手的拇指和食指捏紧患者的鼻子，再用你的嘴完全罩在患者的嘴上面，请切记不要留有缝隙，最后用力吹一秒钟，直到患者的胸廓因为你吹入的空气而鼓起来才算有效。

7 再次评估

胸外按压与人工呼吸的比例为 30：2，此为一周期，即以 80~100 下 / 分钟的速度压胸 30 下，然后吹气 2 次的固定比例，在实施了 5 个周期之后应先重新检查一次，检查患者有没有自主呼吸和脉搏，如果有则将患者摆成复苏姿势，如果仍未恢复，应继续心肺复苏术，直到医护人员到来接手急救工作。

注意事项

1. 超过 20 周的孕妇平躺 CPR 会压迫右边的大血管所以必须要垫高右侧身体。

2. 双人做平躺 CPR 的时候一人做 CPR，一人要把孕妇的胎儿往左边推移。

3. 一人做 CPR 的时候必须要找坚硬的东西垫高孕妇的右侧背部约 30°。垫高的物品不能是柔软的，因为进行 CPR 的时候效果会不好。

婴儿 CPR

婴儿的心肺复苏术的流程基本是一样的，但关键的差异在于一些定位与手法的问题，详细请看下文。

1 评估现场

发现婴儿发生意外事故的时候，先确保周围环境安全；如有需要，先将伤者移动到安全地点，做好防护的情况下再进行急救。

2

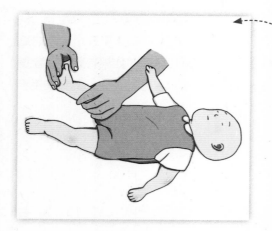

评估意识

一手拍打婴儿的足底，并且呼唤他的名字，看婴儿是否有睁眼或哭闹，一手触摸婴儿的肱动脉（因为婴儿的颈部较短，颈动脉难以触及，故而选择肱动脉；肱动脉位于婴儿的上臂内侧，肘关节与肩关节中间的位置），注意评估的时间一般是 5~10 秒，如果此时婴儿还无任何反应，马上用你的拇指掐他的人中穴，婴儿仍无反应并且无自主呼吸，即刻实施 CPR。

3 紧急呼叫

确认患儿无反应的时候，立刻叫住另一个在现场的人，叫他帮你打电话！拨打"120，医疗急救"！如果现场仅有你一人的时候，应先进行两分钟的胸部按压或先胸部按压 200 次，然后才拨打急救电话。

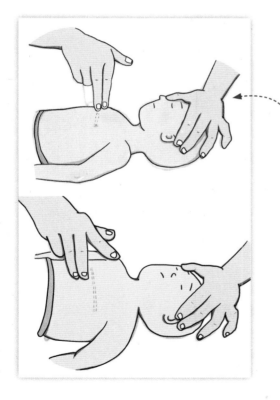

4

胸外心脏按压

婴儿实施胸外按压的方式是把一手的食指和中指并拢，然后两指的指腹定位在两乳头连线的中点，以 100 下 / 分钟的速度按压，按压的深度平均为 4 厘米，注意指腹不能离开胸部，要紧贴胸部，应避免用力过大而造成骨折。

5 开放气道

开放气道前先检查婴儿口腔、鼻腔内是否有阻塞物，先清理干净，以保持气道的畅通，然后一手轻压额头，一手轻提下巴，把气道打开。

6 人工呼吸

吸一口气（不需要深吸一口），然后保持着开放气道的姿势，再用你的嘴罩在婴儿的口腔、鼻腔上面，请切记不要留有缝隙，最后平稳的吹气一秒钟，直到婴儿的胸廓因为你吹入的空气而鼓起来，这样才能算是有效。若第一次人工呼吸未能使胸廓起伏，可

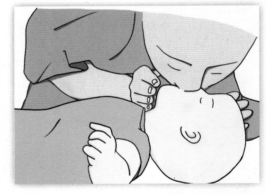

再次用仰头抬颏法开放气道，给予第二次通气；过度通气（多次吹气或吹入气量过大）可能有害，应避免。

实施口对口人工呼吸是借助急救者吹气的力量，使气体被动吹入肺泡，通过肺的间歇性膨胀，以达到维持肺泡通气和氧合作用，从而减轻组织缺氧和二氧化碳潴留。

7 再次评估

婴儿的胸外按压与人工呼吸比例与成年人有所不同，婴儿的比例为，单人时30：2，即以100下/分钟的速度按压胸部30下，然后人工吹气2次的固定比例，在实施了5个周期之后应先重新检查一次，检查婴儿有没有自主呼吸和脉搏，如果仍未恢复，应继续心肺复苏术，直到医护人员到来接手急救工作。

注意事项

1.如果单人CPR的情况下，应先进行两分钟或200次的胸外按压，然后才呼救。

2.触摸婴儿的脉搏应触摸位于手臂内侧，肘关节与肩关节中间的肱动脉。

3.判断意识的时候只要拍打婴儿的足底就可以了。

4.开放气道的时候需要注意用力，以免力量过大脖子过度伸展反而阻塞气道，以微微后仰为宜。

5.不管婴儿或儿童，心脏按摩与人工呼吸的经率均为5：1；并且经抢救后呼吸恢复，立即去医院继续诊治。

6.如抱着婴儿做心肺复苏时，则用抢救者的前臂支撑婴儿的躯干，用手支撑婴儿的头颈，同时应注意保持头部轻度后仰。抢救者的另一手可用作胸外按压。

CPR 操作流程图

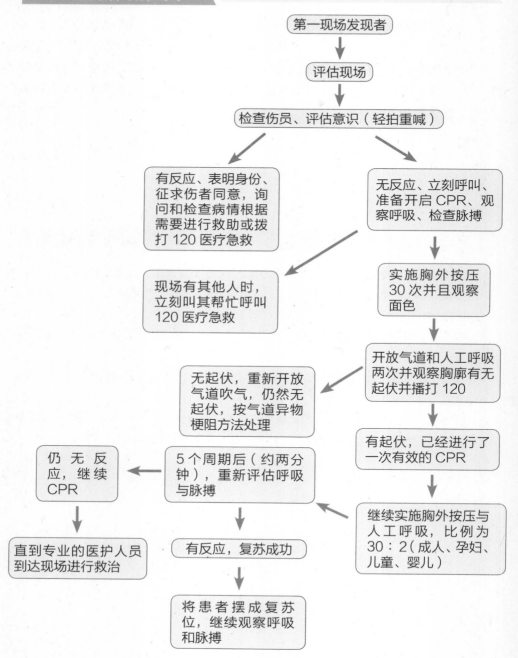

第一现场发现者

评估现场

检查伤员、评估意识（轻拍重喊）

有反应、表明身份、征求伤者同意，询问和检查病情根据需要进行救助或拨打 120 医疗急救

无反应、立刻呼叫、准备开启 CPR、观察呼吸、检查脉搏

现场有其他人时，立刻叫其帮忙呼叫 120 医疗急救

实施胸外按压 30 次并且观察面色

无起伏，重新开放气道吹气，仍然无起伏，按气道异物梗阻方法处理

开放气道和人工呼吸两次并观察胸廓有无起伏并播打 120

有起伏，已经进行了一次有效的 CPR

仍无反应，继续 CPR

5 个周期后（约两分钟），重新评估呼吸与脉搏

继续实施胸外按压与人工呼吸，比例为 30：2（成人、孕妇、儿童、婴儿）

直到专业的医护人员到达现场进行救治

有反应，复苏成功

将患者摆成复苏位，继续观察呼吸和脉搏

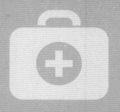
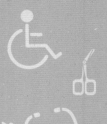

5

家庭常见的
紧急病症

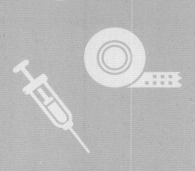
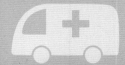

高热

身体感染病毒或细菌的时候，发热是正常的生理反应之一。临床将发热的程度（腋下）分为：正常温度：36~37℃；低热：37.1~38.0℃；中热：38.1~39.0℃；高热：39.1~41.0℃；超高热：41.0℃以上。

原因及症状

1. 无论是成人或是小孩，一般的发热大部分都是由于细菌感染而引起的，但是如果发热持续超过两天（包含两天），那就需要考虑是否为病毒感染或其他疾病并发症。

2. 发热时，脉搏与呼吸一般会随着体温的升高而加速，同时还会有头昏、头痛、肌肉关节酸痛、食欲不佳、嗜睡、寒颤等，小孩还会有出现哭闹不休，活动力减退，昏睡等情况，严重的还会伴有抽筋、头部僵硬、面色发紫、呼吸困难等。

急救方法

1 一般在发热前，一部分人通常会先觉得有畏寒、怕冷甚至发抖的情况出现，这是由于体内的细菌或病毒对我们产生伤害时，人体所做出的应对反应；这个情况会持续 10~30 分钟的时间，这时候只需要添加衣物或者多喝点温开水就可以了。

2 寒颤过后已经到了有必要退热的情况下，我们首先需要脱下太厚的衣服，身穿宽松一点的衣物，这样能有助于排汗散热，小孩可以贴上退热贴，并且可以口服退热药水，如小朋友出现呕吐无法口服的情况，可以使用肛门栓剂。

3 如果已经口服了药物，体内温度还是无法下降，我们可以在脖子、手腕、脚踝、膝窝等部位擦拭温水（30~37℃），因为这些部位都是血管比较靠近体表的地方，水分蒸发比较容易把热量带走，亦或直接洗个温水澡也是可以的；如果以上方式都无法退热，那就请立刻到附近医院就医。

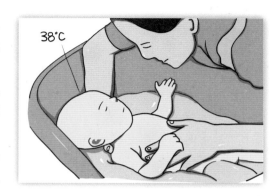

注意事项

1. 体温除非升到 40℃ 及以上，通常都不会有立刻性的危险，越热并不代表越严重，发热其实是人体的自然反应，适当的自身对抗病原体会有助于自身免疫力的增强。

2. 发热时只要食欲、精神、活力都维持较高的水准，就算发烧也无需特殊处理，只要多喝温水和注意补充维生素就可以了。但如果相反就必须要立刻去医院就医。

3. 发热期间休息，保持室内通风，多喝水，多吃水果，少量多餐，吃些易消化的食物。

4. 退热药和肛门栓剂不要同时使用，以免对肝肾造成负担，否则对身体造成的伤害会超过了好处。

抽搐

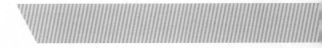

　　抽搐又称抽筋，是人体肌肉不受控制，不自主活动的现象，可以出现在局部或至全身；主要是大脑的功能暂时紊乱从而无法控制肌肉的一种表现。

原因及症状

　　1. 在生活中比较常见的是偶发性、局部性的抽搐，主要是由于身体姿势不符合生理规则，多与劳损、疲劳有关。

　　2. 高热、癫痫、破伤风、狂犬病、缺钙等原因也都可引起全身性的抽搐。

　　3. 抽搐的时候肌肉疼痛，触摸发硬而紧张，在受波及的部位，肉眼可见到肌肉结块或肌肉变形。

　　4. 癫痫发作或破伤风发作时，可出现呼吸暂停、全身僵直或强直痉挛。

　　5. 严重发作时可出现流口水、大小便失禁、呼吸暂停等症状，少数人出现意识障碍。

急救方法

1 一般局部性的抽搐，如睡觉时小腿抽搐，可以利用墙壁压挡脚趾，将腿部用力伸直，直到疼痛、抽筋缓解，然后进行按摩。

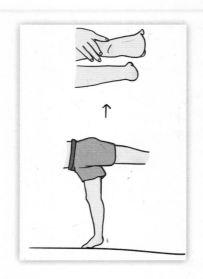

2 抽搐缓解后，如果仍有疼痛，可在局部使用热水袋或热毛巾，或者洗热水澡。

3 全身性的抽搐应立刻呼叫 120 医疗急救，并且将患者平放于平面上，头部偏向一侧略往后仰，将患者的衣领、皮带等全部松开，并且注意患者的口腔鼻腔的分泌物、呕吐物的清除，以免堵塞呼吸道，然后将筷子、木棒、纱布等放在患者上下牙齿之间，以防患者咬伤舌头。

4 全身正在抽搐的患者，不可以强力压制抽搐患者，以免引起骨折。

注意事项

1. 注意饮食，驱寒保暖。多吃些肉类、鸡蛋、甜食，适量摄入脂肪、蛋白质等物质，以增加体内热量，可有效减少抽筋；为提高神经、肌肉的兴奋性，补充钠、钙、磷等元素是十分必要的；由于夏天出汗多，补充淡盐水和维生素 B_1 也是必不可少的。

2. 适当休息，防止过度疲劳。偶发性抽筋一个明确的原因就是疲劳和睡眠不好。所以，在生活、工作中，都不能过长时间、过度地保持一个姿势，并且要保证充足的睡眠。

3. 运动适度，运动量少的时候会出现抽筋，因此在做某项运动前，一定要做足够的热身运动和适应性锻炼。当然，当运动量过多的时候，肌细胞膜上的钙分布异常，也会引起劳累性抽筋。因此，主张运动，但运动一定要适宜适度。

4. 熟练掌握急救常识，才能在不变中应万变，才能在有限的条件下，挽救伤员的生命。

眩晕

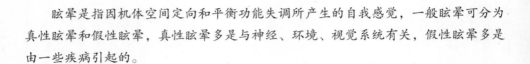

眩晕是指因机体空间定向和平衡功能失调所产生的自我感觉，一般眩晕可分为真性眩晕和假性眩晕，真性眩晕多是与神经、环境、视觉系统有关，假性眩晕多是由一些疾病引起的。

原因及症状

一般临床常见的眩晕大部分都是由于心脑血管病变等原因引起的假性眩晕，如：小脑出血、颈部病变、颅内肿瘤、颅脑外伤、药物或毒物中毒、炎性脱髓鞘疾病等。

1. 部分的耳鼻喉科疾病亦会引起眩晕症，如耳石症，但大部分都可以在几小时或数日后缓解、消失。

2. 最为常见的是美尼尔氏综合征，多是呈间歇性发作，持续时间从几天到几年不等，常常是突然性发生，一开始就达到眩晕的最严重程度，头部活动时加剧，多伴有倾倒、耳鸣耳聋、恶心、呕吐、面色苍白、血压下降等。

3. 按中医所讲，肾为先天之本，体虚、久病、失血、劳倦过度、若先天不足，肾精不充，或者年老肾亏，或久病伤肾，或房劳过度，导致肾精亏虚，不能生髓，而脑为髓之海，髓海不足，上下俱虚，而发生眩晕。或肾阴素亏，肝失所养，以致肝阴不足，阴不制阳，肝阳上亢，发为眩晕。大病久病或失血之后，虚而不复，或劳倦过度，气血衰少，气血两虚，气虚则清阳不展，血虚则脑失所养，皆能发生眩晕。

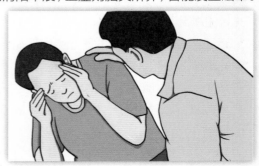

急救方法

1 要安慰患者，解除患者的恐惧，解释适当预防措施对缓解病情的良好作用，增强患者的信心。

2 在发作期间要卧床休息、闭目、头部固定不动，保持环境安静，避免嘈杂吵闹，以消除剧烈的眩晕感。

3 除适当控制饮水和食盐外，可按照医师的指示服药。

注意事项

1.调节情绪。患者应正确对待自己的疾病，长期忧愁、紧张心理更易加重植物神经功能的失调，从而加重患者的病情，平日里患者应保持乐观的情绪，舒坦的心情以消除自己的紧张心理。

2.注意安全。本病是一种发作性疾病，可以在无明显诱因及先兆的情况下突然发生，因此患者平时工作生活宜注意安全，不登高，不在拥挤的马路上或江河边骑车。

3.劳逸结合。患者平时要注意劳逸结合，避免劳累，睡眠充足，避免焦虑、情绪波动、紧张、恼怒、恐惧、着急等。

晕厥

晕厥又称昏厥、昏倒，常因大脑暂时缺血、缺氧而引起，有短暂性意识丧失；而昏迷意识障碍历时较长，常以小时或天计；是临床常见的综合征，具有致残甚至致死的危险，表现为突然发生的肌无力、姿势性肌张力丧失、不能直立等。

原因及症状

1. 临床上晕厥多见于体质差的患者。一次性排尿过多、连续咳嗽不停、蹲下突然站立等这些原因都会导致回心血量减少，从而引起晕厥。

2. 心脑血管疾患所引起的晕厥，一般多见于严重的心律失常、脑供血不足、贫血等，这种晕厥是任何体位均可能发生的，缺血严重时可伴有抽搐、大小便失禁等情况；另外低血糖，过度换气也会引起晕厥。

3. 大部分的晕厥，发病多突然开始，头晕、心慌、恶心呕吐、面色苍白、全身无力，意识模糊持续数秒钟至数分钟后自然清醒，随之周身疲惫无力，稍后能自动恢复。

4. 许多情况下，患者较快软倒而不是摔倒，没有意识丧失，或是反复发生有了经验，及时蹲下，则症状很快消失。

5. 晕厥时心率减慢或增快，血压下降，面色苍白，可出冷汗。

6. 晕厥基本上都是站位或坐位发生，如于卧位发生应注意是否患有心脑血管病如心律失常、短暂性脑缺血发作或癫痫。

急救方法

1 当患者脸色苍白、出冷汗、神志不清时，立即让患者缓慢蹲下，再使其躺倒，要立即将患者置于平卧位，取头低脚高位，松开腰带，保暖。

2 对患者下肢开始做向心性按摩，促使血液流向脑部；同时可按压患者的合谷或人中，对晕厥急救也能有所帮助，但清醒后不要急于起床，以避免引起再次晕厥。

3 患者意识恢复后，可给少量温白糖水或温蜂蜜水；若未恢复意识的，可以继续掐患者的人中穴、合谷穴，使其苏醒并呼叫 120。

4 原因不明的晕厥，应很快送医院诊治。

注意事项

1. 生活作息要有规律、遇事豁达、三餐规律正常、不要过度熬夜。这样可以使得人体生物钟有规律地运转，同时也使得神经、体液调节有条理。

2. 晚上睡觉前不要喝过浓的茶或咖啡，积极进行体育锻炼，饮食结构均衡。

3. 老年人晕厥发作有时危险不在于原发疾病，而在于晕倒后的头部外伤和肢体骨折。因此建议在厕所和浴室地板上覆盖橡皮布，在卧室铺地毯，室外活动宜在草地或土地上进行，避免站立过久。

4. 每年定期的身体检查也是对各种疾病很好的预防方法。

脑震荡

脑震荡是指头部遭受外力打击后，即刻发生短暂的脑功能障碍。病理改变无明显变化，经治疗后大多可以治愈。其可以单独发生，也可以与其他颅脑损伤如颅内血肿合并出现，应注意及时做出鉴别诊断。

原因及症状

头脑受伤后出现意识障碍的脑震荡，可持续数分钟至半小时或 12 小时之久，同时面色苍白、血压下降、脉搏细弱、出冷汗、瞳孔散大或缩小、呼吸浅而慢。

意识障碍消除后，回忆不出当时受伤的情景（即逆行性遗忘），并伴有耳鸣、头痛、头晕、失眠、记忆力减退、恶心、心慌等症状，一般很快即恢复正常，但要注意脑内是否有出血、血肿、骨折，需认真观察。

急救方法

1 安静卧床休息 1~2 周，保持呼吸道通畅。避免头部受震动，减少脑力劳动。

2 忌用吗啡和哌替啶。对症治疗，发热时要用冷水或冰块敷于头、额部降温。

3 注意观察病情变化，重者送医院治疗。

4 脑震荡病人伤后应短期留院观察 2~3 天，定时观察意识、瞳孔和生命体征的变化，以便及时发现可能并发的颅内血肿。

窒息

　　窒息是指人体的呼吸道由于某种原因突然梗塞，造成呼吸困难，如不及时急救会导致身体各个器官缺氧、脑缺氧从而引发心跳停止，所以窒息是危重症最重要的死亡原因之一。

原因及症状

　　1. 主要是因为吸入异物、大咯血、自缢以及出现急性喉部炎症、喉部肿瘤、喉外伤、喉部异物等喉部疾病所引起的。

　　2. 一氧化碳中毒、外物捆绑、压迫颈部、异物堵塞呼吸道、压迫胸腹等都能引起人体窒息。

　　3. 一般情况下，患者的表现为突然的剧烈咳嗽、声音嘶哑、呼吸困难、呕吐、面色发绀等表现。

急救方法

1 如是异物阻塞呼吸道，应立即使用海姆立克急救法进行急救。

2 颈部受扼的救护：应立即松解或剪开颈部的扼制物或绳索；呼吸停止的立即进行人工呼吸，如患者有微弱呼吸可给予高浓度吸氧；对自缢者，应立即做心肺复苏术。

3 胸部严重损伤的救护：半卧位法，给予吸痰及血块，保持呼吸道通畅，吸氧、止痛，封闭胸部开放伤口，固定骨折肋骨，速送医院急救。

中暑

中暑是指在高温环境下人体体温调节功能紊乱而引起的以中枢神经系统和循环系统障碍为主要表现的急性疾病；核心体温达 40℃是预后严重不良的指征，体温超过 41℃的严重中暑病死率为 41.7%，若超过 42℃，病死率为 81.3%。

原因及症状

中暑发生的原因是人体内热量不断产生，散热困难；或由于外界高温使人体内的热量越积越多，身体无法调节。除了高温、烈日曝晒外，工作强度过大、时间过长，睡眠不足，过度疲劳等均为常见的诱因。

1. 先兆中暑、轻症中暑者口渴、食欲不振、头痛、头昏、多汗、疲乏、虚弱，恶心及呕吐，心悸、脸色干红或苍白，注意力涣散、动作不协调，体温正常或升高等。

2. 重症中暑的体温会逐渐升高（往往超过 40℃），皮肤潮红但干燥无汗，继而意识模糊、热痉挛、头晕虚弱、畏光、恶心、呕吐、血压降低、脉搏快而弱，终至昏迷，极有可能导致在数小时内死亡。

急救方法

1 迅速把患者移至阴凉处，平卧休息，解开衣扣。

2 在头部、腋窝、腹股沟处用冰袋冷敷，或将全身用冷水擦洗，以加快散热。

3 给予含盐的清凉饮料。

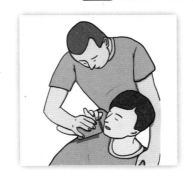

4 针刺人中、曲池、百会穴位。

5 口服仁丹或十滴水。

6 中暑严重者，需及时送往医院。

7 可用扇子或电扇吹风帮助散热。

注意事项

1. 出行要躲避烈日。夏日出门记得要备好防晒用具，如打遮阳伞、戴遮阳帽、戴太阳镜，有条件的最好涂抹防晒霜；准备充足的水和饮料。此外，在炎热的夏季，防暑降温药品，如十滴水、仁丹、风油精等一定要备在身边，以备应急之用。外出时的衣服尽量选用棉、麻、丝类的织物，少穿化纤品类服装。

2. 老年人、孕妇、有慢性疾病的人，特别是有心血管疾病的人，在高温季节要尽可能地减少外出活动。

3. 别等口渴了才喝水。因为口渴表示身体已经缺水了。最理想的是根据气温的高低，每天喝 1.5~2.0 升水。出汗较多时可适当补充一些盐水，弥补人体因出汗而失去的盐分。另外，夏季人体容易缺钾，使人感到倦怠疲乏，含钾茶水是极好的消暑饮品。

4. 夏天常吃时令蔬菜如生菜、黄瓜、西红柿等含水量较高的食物；新鲜水果如桃子、西瓜等。

触电

触电又称电伤，是指一定强度的电流通过人体，造成机体损伤或功能障碍，甚至导致死亡。

原因及症状

1.触电的原因很多，如不懂安全用电常识，自行安装电器，家用电器漏电而用手接触开关、灯头、插头等都是引发触电的因素；或者高压线因大风雪、火灾、地震、房屋倒塌等而断落在地，使得地面方圆 10 米内都有触电危险；救护时直接用手拉触电者也极其容易引起触电的。

2.触电的主要表现可分为闪电损伤、电热灼伤、电击伤等，详细请看下面内容：

（1）闪电损伤：当人被闪电击中，心跳和呼吸常立即停止，伴有心肌损害。皮肤血管收缩呈网状图案，认为是闪电损伤的特征。继而出现肌球蛋白尿。其他临床表现与高压电损伤相似。

（2）电热灼伤：电流在皮肤入口处灼伤程度比出口处重。灼伤皮肤呈灰黄色焦皮，中心部位低陷，周围无肿、痛等炎症反应。但电流通路上软组织的灼伤常较为严重。

（3）电击伤：当人体接触电流时，轻者立刻出现惊慌、面色苍白，接触部位肌肉收缩，且有头晕、心动过速和全身乏力等症状。重者出现昏迷、持续抽搐、心跳和呼吸停止。有些患者触电后，心跳和呼吸极其微弱，甚至暂时停止，处于"假死状态"，因此要认真鉴别，不可轻易放弃对触电患者的抢救。

急救方法

1 火速切断电源，立即拉下闸门或电源开关，拔掉插头，使触电者尽快脱离电源；急救者利用竹竿、扁担、木棍、塑料制品、橡胶制品、皮制品挑开接触病人的电源，使病人迅速脱离电源。

2 如患者仍在漏电的机器上，应赶快用干燥的绝缘棉衣、棉被将病人推开。

3 未切断电源之前，抢救者切忌用自己的手直接去拉触电者，这样会导致自己也立即触电，因为人体是导体，极易导电。

4 急救者最好穿胶鞋，站在木板上保护自身；心跳、呼吸停止的触电者应该立刻实施 CPR。

注意事项

1. 室内电线不要与其他金属导体接触，不要在电线上晾衣物、挂物品。
2. 电线有老化或破损时，要及时修复。
3. 不用湿手扳开关、换灯泡，插、拔插头。
4. 接触电线前，先把总电闸关闭，在不得不带电操作时，要注意与地绝缘，先用测电笔检测接触处是否与火线连通，并尽可能单手操作。

心动过缓

　　心动过缓，这是一种在生活中很少见的疾病，但是我们一定要重视，否则后果不堪设想；心动过缓是由于心脏病变引起博动异常变慢的病理现象，正常成人的心率在每分钟 60~100 次之间，低于 60 次称为心动过缓。

原因及症状

　　临床上引起心动过缓的最常见的原因是：病理性窦性心动过缓、窦性停搏、窦房阻滞、房室传导阻滞。

　　1. 心动过缓是心律失常的一个重要类型，一般情况下心率低于 50 次，平时就会有头晕、乏力、倦怠、精神不振的症状。

　　2. 有些患者平时心率可表现为正常，但心率下降到每分钟 40 次以下时，可出现头晕、一过性眼黑、乏力、心悸、胸闷、气短，有时心前区有冲击感，严重者可发生晕厥。

急救方法

1 心动过缓如心率不低于每分钟 50 次，无症状者，无需治疗。

2 如心率低于每分钟 40 次，且出现症状者应立刻呼叫 120 医疗急救，有条件则可服用提高心率药物（如阿托品、异丙肾上腺素）及对症治疗。

3 对于心率在每分钟 40 次或者更慢者，药物提高心率效果不明显，尤其是伴有反复晕厥或晕厥前兆的患者，应置入临时心脏起搏器或严格遵从医师的指导。

心动过速

　　每分钟心率超过100次即可称为心动过速；一般情况下心动过速分生理性、病理性两种；跑步、重体力劳动及情绪激动时心律加快为生理性心动过速；若高热、甲状腺功能亢进、出血、缺氧、心力衰竭和心肌病等疾病引起心动过速，称病理性心动过速。

原因及症状

　　各种心脏病、甲状腺功能亢进、洋地黄中毒等病人均可诱发心动过速。

　　1.轻者可无自觉症状或仅有心悸、胸闷、乏力、头晕、出汗。

　　2.重者发绀、气促、晕厥、休克、急性心衰、心绞痛，甚至衍变为心房颤动而猝死。

　　3.其特点为突然发作、突然终止，多持续数分钟乃至数小时，并伴有心慌、气短、头昏、乏力、恐惧感和心前区压迫感。

急救方法

1 深吸气后憋住气，直至不能坚持屏气为止，然后用力做呼气动作。

2 用手指或压舌板刺激咽喉部，引起恶心、呕吐，可起到终止发作的作用。

3 闭眼向下看，用手指在眼眶下压迫眼球上部，先压右眼。同时搭脉搏数心率，一旦心动过速停止，立即停止压迫。

4 让患者大声咳嗽。

急性鼻炎

急性鼻炎是鼻腔黏膜的急性炎症。当鼻内出现炎症时，鼻腔内会分泌出大量的鼻涕，并可以因感染而变为黄色，流过咽喉时则会诱发咳嗽，鼻涕量较多时还可以经前鼻孔排出。

原因及症状

急性鼻炎多由急性感染所致，俗称"伤风"或"感冒"，可以引发全身症状，以秋冬或冬春季之交易患，一般经过一周到两周便会逐渐好转，抵抗力强者可不治自愈。

急性鼻炎症状主要表现为：起病时鼻内先有干燥感、打喷嚏，随即出现鼻塞，并逐渐加重，流清水样鼻涕，以后鼻涕变为黏液脓性，说话时呈闭塞性鼻音。

急救方法

1 卧床休息，宜多喝水，有便秘者可给予缓泻剂。

2 患者应予以隔离，以免传染他人。

3 内服解热发汗药，如复方阿司匹林，1~2 片，每日 3 次。

呕吐

呕吐是指胃内容物或一部分小肠内容物，通过食管逆流出口腔的一种复杂的反射动作。某些情况下，呕吐是一种保护动作，如误服某些有害的食物、饮料等，人体会启动自我保护功能，催发呕吐信号，让胃内有害物质吐出。

原因及症状

1. 急性扁桃体炎、急性咽炎、咽喉部肿瘤等都是引起呕吐的病因；急性胆囊炎、妊娠等也是导致呕吐的重要因素。

2. 呕吐大部分是由消化系统的疾病和脑部疾病引起的，如：颅脑疾病及损伤、高血压脑病、脑血管意外、中毒、药物过量或毒性反应等。

3. 酒醉、血压低、妊娠、眩晕症等也会出现呕吐。

急救方法

1 发生呕吐时，患者宜采取半坐位或侧卧位，切不可仰卧，以免呕吐物被吸入气管；呕吐后要用温水嗽口，把口腔里的胃酸冲走，避免引发二次呕吐。

2 指压内关、中脘、足三里可有一定的止吐作用。

注意事项

1. 注意锻炼身体、调整作息时间；保持心情舒畅、避免精神刺激。
2. 呕吐时禁食，平时饮食荤素均匀、少吃生冷食物、少吃辛辣煎炸油腻、酒等。
3. 对呕吐病人，应卧床休息并且密切观察病情，如发现病情加重需要及时就医。
4. 服用药物时，尽量选择气味小的，避免随服随吐，饮用水尽量以温水为主。

急性扁桃体炎

急性扁桃体炎是腭扁桃体的一种非特异性急性炎症，常伴有一定程度的咽黏膜及咽淋巴组织的急性炎症。

原因及症状

1. 主要致病菌为乙型溶血性链球菌、葡萄球菌、肺炎双球菌，腺病毒也可引起本病。细菌和病毒混合感染也不少见。细菌可能是外界侵入的，亦可能系隐藏于扁桃体隐窝内的细菌，当机体抵抗力因寒冷、潮湿、过度劳累、体质虚弱、烟酒过度、有害气体刺激等因素骤然降低时，细菌繁殖加强会导致本病。有时则为急性传染病的前驱症状，如麻疹及猩红热等。急性扁桃体炎往往在慢性扁桃体炎的基础上反复急性发作。

2. 全身症状表现为起病急、恶寒、高热（可达 39~40℃），尤其是幼儿可因高热而出现抽搐、呕吐、昏睡、食欲不振、便秘及全身酸乏等症状。

3. 局部症状表现为以下几种：

（1）咽痛为最常见的局部症状。起初多为一侧疼痛，继而可发展为双侧。吞咽及咳嗽时疼痛可加重。疼痛剧烈者可致吞咽困难，言语含混不清。疼痛可向同侧耳部放射。

（2）呼吸困难一般不重。常发生于儿童，因儿童气道较成人狭窄，故显著肿大的扁桃体可堵塞气道，影响儿童睡眠，可表现为睡眠打鼾或睡时憋醒等。

（3）软腭运动障碍肿大的扁桃体挤压软腭，引起一过性的软腭功能不全，亦可引起言语含混不清。

（4）炎症向邻近器官蔓延引起的相关症状。炎症若向喉部蔓延，可引起喉部异物感、声嘶、喉痛、咳痰、发声力弱甚至失声等症状；向鼻部蔓延，可引起鼻塞、流水样涕或黏脓涕、头痛等症状；向鼻咽部蔓延，可波及咽鼓管，出现耳闷、耳鸣、耳痛及听力下降等症状。

急救方法

1 对于急性扁桃体炎患者，应进行隔离，并可在其颈部冷敷，同时让其多注意休息，多饮水，进食流质食物。

2 局部涂碘甘油（1：30）或鞣酸甘油（1：30），同时应配合使用磺胺类药物。

3 扁桃体周围脓肿时，可去医院穿刺吸脓减压后，再做切开引流，延期切除扁桃体。

注意事项

1. 为预防疾病的反复发作，应注意锻炼身体，增强体质，增强抗病能力。

2. 注意口腔卫生，养成良好的生活习惯。多喝水，多吃青菜、水果，不可偏食，尤其不可过多食用炸鸡、炸鱼，因为这些属于热性食物，吃了易"上火"，从而发生扁桃体炎。

3. 感冒时扁桃体容易发炎，因此，在夏季要注意，空调房间与室外温度不可相差太大。外出时，先开门在门口适应半分钟，然后再出去，预防因感冒而引发扁桃体炎。

4. 居室空气要保持新鲜、流通。小孩在大汗后嫌热，喜欢冷水冲头，这时千万要管住孩子，因为皮肤受凉，毛孔突然闭合，会导致体温调节失衡而引发此病症。

咯血

咯血是指喉部以下即气管、支气管或肺组织的呼吸器官出血，并经口中排出，刚开始的血液一般色泽较为鲜艳，多伴有红色泡沫或红色痰液，后期咯血时会有暗红色的血块，严重时会经口腔、鼻腔排出血液从而引发呼吸道阻塞或失血等。

原因及症状

1. 一般引起咯血的原因主要考虑是呼吸道疾病，如：肺结核、支气管扩张、支气管炎、肺脓肿、肺癌、肺炎等。

2. 亦有部分原因是由于循环系统疾病，如：风湿性心脏病、二尖瓣狭窄、高血压性心脏病、肺动脉高压、主动脉瘤、肺梗死及肺动静脉瘘等。其他原因引起的，如：胸部外伤、挫伤、肋骨骨折、白血病、再生障碍性贫血、慢性肾衰竭、尿毒症等。

3. 临床上出现咯血一般多会伴有发热、胸痛、呛咳、皮肤黏膜出血、黄疸等一些伴随症状，这时候应及时就医。

4. 咯血伴有发热，多见于肺结核、肺炎、肺脓肿、肺出血型钩端螺旋体病、流行性出血热、支气管癌等。

5. 咯血伴胸痛，常见于大叶性肺炎、肺栓塞、肺结核、支气管癌等。

6. 咯血伴呛咳，可见于支气管癌、支原体肺炎等。

7. 咯血伴皮肤黏膜出血，可见于血液病（如白血病、血小板减少性紫癜）、钩端螺旋体病、流行性出血热等。

8. 咯血伴黄疸，多见于钩端螺旋体病、大叶性肺炎、肺梗死等。

急救方法

1 绝对卧床休息并且以侧卧为宜，同时需要镇静！避免精神过于紧张、惊慌，如有需要的情况下可以口服镇静药。

2 对于少量咯血（即每次咳血少于 100 毫升），应予以卧床休息，以安抚情绪和观察为主，如咯血频繁，则需要及时就医。

3 对于中等咯血（即每次咳血 100~300 毫升），除了处理少量咯血的方法外，还可以服用止血药物和及时就医。

4 对于大量咯血（即每次咳血 300 毫升以上，24 小时内超过 600 毫升），需要及时拨打 120，并且保持安静，保留咯血的样本以供医生诊断，并密切观察患者的呼吸、脉搏情况，以防休克。

注意事项

1. 应让患者绝对卧床休息，可平卧或取头低足高位，可用冰袋进行局部冷敷；暂时不要摄入任何水分，如有需要可服用止血药或镇静药。

2. 咯血无论是何种病因引起的，均具有起病急、病情重、病情变化快的特点；尤其咯血量大者易发生休克，所以在咯血发生后应立即送患者到医院治疗，并密切观察患者的面色、脉搏、呼吸等体征。

3. 对有咯血既往史的患者，平时饮食应以清淡为主，尽量避免重体力劳动，定时测量血压和检查。

口腔出血

　　口腔出血一般是由口疮、齿龈（牙周）疾病或血小板减少的缘故引起的，它是口腔常见的一种疾病现象。

原因及症状

　　1. 口腔疾病，如牙周炎、牙龈萎缩、口腔溃疡或血小板减少等都会出现口腔出血的症状。

　　2. 如平时有偏食的情况，蔬菜水果的摄入缺乏，身体缺少维生素 C、维生素 K 等也会引起口腔出血的症状。

　　3. 会导致口腔出血大部分是由于牙龈的问题，而牙龈出血，多数的原因是牙面上的菌斑（细菌）软垢没有及时清除，唾液中的钙离子将牙菌斑钙化慢慢地形成牙石，相应部位的牙龈长期受到牙石的刺激，毛细血管扩张，通透性增强，血流量增加，致使牙龈变为鲜红或暗红色、牙龈乳头肿胀、点彩消失、边缘变厚，牙龈不再紧贴牙面，造成牙龈松软脆弱、牙龈沟加深。当刷牙或进食时，由于机械性刺激，这种炎症状态下的牙龈就很容易出血。

　　4. 口腔出血的主要症状为患者在吸吮、刷牙、咬硬食物时唾液中带有血丝，重者在牙龈受到轻微刺激时即出血较多，更严重者可自发性出血，血流不止。

急救方法

1 牙龈出血时，用棉球压迫牙龈数分钟，也可以用止血粉、止血纸等压迫止血。

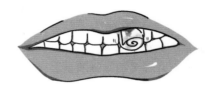

2 拔牙出血后，在牙槽窝内填入可吸收的止血剂，再用棉卷压迫止血。如无法止血，应去医院治疗。

3 维生素缺乏引起的出血，应严格遵照医师的指导，调整饮食习惯，并补充维生素营养品。

注意事项

1. 养成良好的口腔卫生习惯，早起和睡前各刷牙一次，每次 3 分钟，使用的牙刷最好比较柔软，避免引起牙龈出血。

2. 对有明显炎症的病人，还应积极听从医师的指导服用药物来控制感染，消除局部炎症。

3. 平时饮食应荤素均衡、戒烟限酒、多吃蔬菜水果、多补充水分。

急性腹痛

急性腹痛是指患者自觉腹部突发性疼痛，常由腹腔内或腹腔外器官、组织疾病所引起。前者称为内脏性腹痛，常为阵发性并伴有恶心、呕吐及出汗等一系列相关症状，而后者腹痛是由躯体神经传导，常为持续性，多不伴有恶心、呕吐症状。

原因及症状

1. 急性胃炎、急性肠炎、急性胰腺炎、胆囊炎、腹膜炎等腹腔脏器急性发炎是引起急性腹痛的主要因素。

2. 穿孔，通常由胃、肠穿孔所致，腹痛一般位于炎症所在部位，可有牵涉痛，呈持续性锐痛；腹痛常因加压、改变体位、咳嗽或打喷嚏而加剧。

3. 肠梗阻、胆管蛔虫病、泌尿道结石梗阻、胆结石绞痛发作等也可引起急性腹痛。

腹痛的临床表现，除了牵涉性腹痛和转移性疼痛外，一般情况下最先出现腹痛的部位大多数是病变所在部位，其疼痛部位和该部位的脏器有显著关系，如腹部突然或爆发性发作，一般为胆管、泌尿系统结石或动脉瘤破裂引发；突发剧烈刀割样疼痛，见于胃、十二指肠穿孔及异位妊娠。

急救方法

1 让患者保持安静，卧床休息，取俯卧位可使腹痛缓解，也可双手适当压迫腹部，可使腹痛缓解。

2 一般的内科腹痛或功能性腹痛，在去医院前可以自我检查，如腹部无固定的压痛点，腹部肌肉无僵硬，患者在腹部触诊时闭上眼睛以示疼痛，则为一般的腹痛，可以稍作观察，再决定是否到医院就诊。

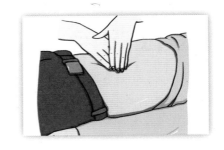

3 如患者在触诊的时候，因恐惧而睁大双眼，多是由器质性疾病导致的腹痛，建议马上去医院就诊。

4 实在疼痛得厉害，可以适当口服阿托品、颠茄片解痉止痛；但腹痛忌用止痛药，腹痛原因不明时禁用吗啡、度冷丁、强痛定等镇痛剂，以免耽误治疗。

注意事项

1. 家中有急性腹痛患者时，首先要弄清楚腹痛初起时和出现时疼痛的部位，注意疼痛的经过，与大便、小便及饮食是否有直接关系，还应该注意与疼痛一起出现的还有哪些症状（如恶心、呕吐、尿血、便血、腹泻、发热等），这些情况必须详细记录下来，以供诊察医生参考。

2. 急性腹痛在没有确诊时不能吃止痛片，更不能打止痛针，同时严格禁食，以免掩盖重要的症状和加重病情。严密观察病情的变化，病情严重者应立即送往医院。

3. 成年女性急性腹痛则要注意月经情况，有无停经史，如系宫外孕出血，出现面色苍白、冷汗、血压下降甚至休克，须立即送往医院抢救。

4. 平时饮食有节，进食易消化、富有营养的饮食；忌暴饮暴食及食生冷、不洁食物。

急性腹泻

　　腹泻是指肠黏膜的分泌旺盛与吸收障碍、肠蠕动过快，导致排便频率增加，粪质稀薄，含有异常成分者；急性腹泻起病急骤，每天排便可达 10 次以上，粪便量多而稀薄，排便时常伴腹鸣、肠绞痛或里急后重。

原因及症状

　　1. 多为食物中毒，由变质或被污染的食物所致，多由沙门菌、嗜盐菌、变形杆菌、金黄色葡萄球菌等细菌引起。

　　2. 药物不良反应亦可引起腹泻，如利血平、5- 氟尿嘧啶、胍乙啶、新斯的明等。

　　3. 急性肠道感染、急性肠炎、溃疡性结肠炎急性发作、霍乱或过敏性紫癜、尿毒症、甲亢、败血症、麻疹等全身性疾病均可引起腹泻。

　　4. 急性腹泻主要表现为起病急骤，来势凶猛，大便次数增多，且为水样或带脓血，伴有不同程度的腹泻、恶心呕吐、发热等症状。腹泻不止者，可出现皮疹、关节痛、腹部包块、休克或昏迷现象。病人多表现为恶心、呕吐在先；继以腹泻，每日 3~5 次甚至数十次不等，大便多呈水样，深黄色或带绿色，恶臭，可伴有腹部绞痛、发热、全身酸痛等症状。

　　5. 病变在直肠或乙状结肠的患者，多有便意频繁和里急后重，每次排便量少，或只排出少量气体和黏液，粪色较深，多呈黏冻状，可混有脓血，腹痛位于下有腹或左下腹，便后可稍减轻。

　　6. 小肠病变的腹泻每次排便量较多，腹泻次相对较少，无里急后重，粪便稀烂呈液状，色较淡，腹痛位于脐部，多为间歇性阵发性绞痛伴肠鸣音亢进。小肠吸收不良者，粪便呈油腻状，多泡沫，含食物残渣，有恶臭。

　　7. 痢疾、血吸虫、溃疡性结肠炎、直肠癌等病引起的腹泻，每日排便次数不多，粪便常带脓血。

急救方法

1 若伴有频繁呕吐者应暂禁食，其余应给予流食并补充水分，最好在温热开水中加少量的食盐饮用，也可饮用各种果汁饮料，不可饮用牛奶或汽水。

2 轻微腹泻者可按说明书服用家中备用的蒙脱石散、资生丸、人参健脾丸、补脾益肠丸、乳酸菌素片等药物。

3 对呕吐、腹泻明显而严重脱水者，则应迅速送往医院，进行静脉补液。

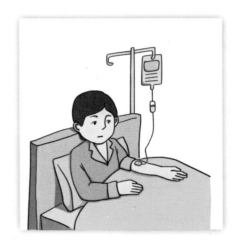

注意事项

1.腹泻大多数是因为季节交替，天气变化，导致免疫力下降，胃肠道感染病毒、细菌所致；建议注意用餐卫生，注意保暖。

2.注意复合 B 族维生素和维生素 C 的补充，如鲜橘汁、番茄汁、菜汤等。

3.少吃甜食，因糖类易发酵导致胀气。

4.禁酒，忌肥肉，忌食坚硬食物及含粗纤维多的蔬菜、生冷瓜果，油脂多的点心及冷饮等。

5.如果出现恶心、呕吐、腹痛、腹泻、发热等症状应及早到医院就诊，需要检查血、便常规，及时用药。同时少食凉性及油腻的食物。

膀胱结石

　　膀胱结石多在膀胱内形成，肾脏是大多数泌尿系统结石的原发部位，结石位于肾盏或肾盂中，输尿管结石多由肾脏移行而来，肾和输尿管结石单侧为多，任何部位的结石都可以始发于肾脏，而肾结石又直接危害于肾脏。

原因及症状

　　1. 尿路结石在肾和膀胱内形成是其主要原因。上尿路结石与下尿路结石的形成机制、病因、结石成分和流行病学有显著差异。上尿路结石大多数为草酸钙结石。膀胱结石中磷酸镁铵结石较上尿路结石多见。部分肾结石是由甲状旁腺功能亢进、肾小管酸中毒、海绵肾等所引起的。

　　2. 本病的主要症状是尿痛、排尿障碍和血尿，但也有少数病例，尤其是下尿路梗阻且有残余尿者，结石有时虽较大但却无症状。

急救方法

1 大量饮水，适当运动。

2 可给予镇静、止痛药物。口服枸橼酸钠 3 克，每日 3 次。

3 口服中药治疗。

4 经上述治疗无效或有大的结石时，应送医院进行手术取石。

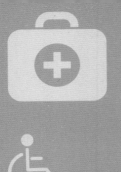

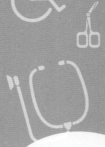

Part

6

家庭常见的
内科紧急病症

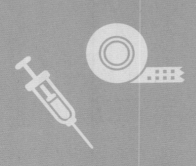

高血压

　　高血压以收缩压和/或舒张压增高为主要特征（收缩压140毫米汞柱，舒张压90毫米汞柱以上），是心脑血管病最主要的危险因素；常伴有糖代谢的紊乱和脑、心、肾以及视网膜等器官的功能性或者器质性的变化，它是一种全身性疾病。

原因及症状

　　高血压的患者，一般是由于遗传、环境、精神、年龄、饮食习惯、生活习惯、药物、疾病等原因引起的，目前医学上认为遗传、年龄、饮食和生活习惯是主要的致病因素。

　　1. 一般患者会先出现剧烈头痛、眩晕、视力模糊等现象，如不及时处理，病情将进一步恶化，进而发生神志改变、恶心、呕吐、腹痛、呼吸困难、心悸等病症。

　　2. 重症者会出现抽搐、昏迷、心绞痛、心力衰竭、肾衰竭、脑出血等严重症状。

　　3. 高血压临床表现为患者血压突然升高、心率加快、异常兴奋、发热、出汗、口干、皮肤潮红或面色苍白、手足发抖，并常有剧烈头痛、头晕、气急、心悸、视力模糊或暂时失明、心绞痛等现象。

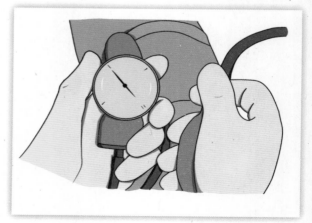

急救方法

1 患者应立即卧床，保持室内安静和情绪稳定。

2 立即服用平时疗效较佳的降压药、血管扩张药，服用后注意保暖。

3 有条件的可以吸入氧气。如果患者呼吸道分泌物较多，应该及时吸出，保持呼吸道通畅。

4 经初步处理后，再及时将患者送医院治疗。

注意事项

1. 工作和生活应劳逸结合，保持充足且高质量的睡眠，注意锻炼身体，并且合理调节饮食，最好食用低盐、低动物脂肪的食品，并且尽量避免进食含胆固醇丰富的食物。身体偏胖的患者应适当控制进食量和热量，适度减轻体重，并且戒烟、戒酒。服用少量的镇静剂可缓解精神紧张和部分症状，建议选用安定、溴化钾、苯巴比妥、利眠宁等药品。

2. 高血压患者应根据不同程度的病情合理服用降压药物，把血压保持在一个正常或者接近正常值的水平，这对于缓解症状，延缓病情发展和预防脑血管意外、心力衰竭以及肾功能衰竭等一系列并发症都有很大的作用。

3. 针对高血压患者建议采用临床治疗结合康复医疗的方法，这样可以更有效地降低血压，缓解症状，稳定治疗效果，同时也可以减少药物使用量。康复性治疗还可以改善心血管功能和血脂的新陈代谢，防治血管硬化，对减少心、脑、肾的并发症有很大帮助。

急性心肌梗死

　　急性心肌梗死是由于冠状动脉粥样硬化、血栓形成或冠状动脉持续痉挛，导致冠状动脉或分支闭塞，促使心肌因持久缺血、缺氧而发生坏死；可并发心律失常、休克或心力衰竭，常可危及生命。

原因及症状

　　1. 急性心肌梗死多由冠状动脉粥样硬化所致，大部分的心肌梗死是由于诱因的突发，突然发病，如：过重的体力劳动、过于激动、暴饮暴食、便秘、吸烟酗酒等这些原因均可引发心肌梗死。

　　2. 急性心肌梗死患者，常有心绞痛反复发作的病史，其疼痛程度比心绞痛剧烈，且持续时间较长。有时痛似刀割，并向左肩、前臂和上腹等处放射，常有烦躁不安、大汗淋漓、面色苍白、手脚冰冷、脉搏细弱、血压下降严重心律失常等症状发生，甚至心跳骤停而猝死。

　　3. 此病多见于年纪较大之人，是突发而危险之疾病，但在发病前会出现各种先兆症状，如自觉心前区闷胀不适、钝痛，并且钝痛感会扩散到手臂或颈部，伴有恶心、呕吐、出冷汗等症状。

　　4. 约半数以上的急性心肌梗死患者，在起病前 1~2 天或 1~2 周有前驱症状，最常见的是原有的心绞痛加重，发作时间延长，或硝酸甘油效果变差；或继往无心绞痛者，突然出现长时间心绞痛。

　　5.75%~95% 患者，发生在起病的 1~2 周内，以 24 小时内多见，前壁心肌梗死易发生室性心律失常，下壁心肌梗死易发生心率减慢、房室传导阻滞，即心脏跳动不规则，频率不一。

急救方法

1 急性心肌梗死发病突然，大部分患者都会有前驱症状，应及早发现，及早治疗，如发现有此病的发生，应立刻呼叫 120 医疗急救。

2 深呼吸然后用力咳嗽，其所产生的胸压和震动，与心肺复苏术中的胸外心脏按摩效果相同，此时用力咳嗽可为后续治疗赢得时间，是有效的自救方法。

3 患者应绝对卧床、安静休息，防止不良刺激；家中有氧气者可以吸氧。

4 尽快舌下含服"硝酸甘油"片，以改善患者的心肌供血问题，尽量使患者与家人情绪平稳，消除紧张恐惧的心理。

注意事项

1. 合理调整饮食，忌刺激性食物及烟、酒、浓茶，少吃肥肉和动物脂肪及蛋类等胆固醇较高的食物。

2. 注意劳逸结合，康复期患者可适当进行锻炼，锻炼过程中如有胸痛、心慌、呼吸困难、脉搏增快，应停止活动，及时就诊。

3. 若医生不能在很短时间赶到患者所在地，应请救护人员处理，等患者得到控制后再用担架平稳送往医院治疗。

4. 平时注意洗澡的温度和气候的变化，洗澡时水温最好与体温相近并且洗澡时间不宜过长；气候变化的时候注意保暖或防护。

胸痛

胸痛是一种常见而又能危及生命的病症，是指患者自觉胸前区疼痛的一种临床症状，许多疾病引起的胸痛常常是有固定的部位的，有部分患者还有固定的放射区。

原因及症状

造成胸痛的原因复杂多样，常由胸部组织、器官（包括胸壁、肺及胸膜、心血管、纵隔及食管横膈）的病变所引起，症状有轻有重，胸痛的部位也有所不同，但这并不能表示病情的轻重。发生在心前区的急性心肌梗死所致的疼痛，如不及时抢救，就会危及患者生命。

1. 胸腔内脏器疾病：源于心血管系统疾病，常见的有心绞痛、急性心肌梗死、急性心肌炎、心包炎、心包肿瘤等；源于呼吸系统疾病，如肺部疾病（肺炎、肺结核、肺纤维化、硅沉着病和肺癌等）和胸膜炎、胸膜肿瘤、自发性气胸；源于食管病变，如食管裂孔疝、反流性食管炎、食管痉挛以及食管癌等；源于纵隔疾病，如纵隔炎、纵隔脓肿、纵隔肿瘤等。

2. 胸腔外疾病：胸壁皮肤病变，以带状疱疹最为常见，还有由于神经炎、神经肿瘤、神经受压所引起的肋间神经痛；肌肉病变和胸椎病变，如胸部肌肉损伤、炎症、病毒感染及肥大性、结核性、化脓性胸椎炎等；全身性疾病，常见的有血液病、骨肿瘤、痛风等。

3. 皮肤炎症在罹患处皮肤出现红、肿、热、痛等改变。带状疱疹呈多数小水疱群，沿神经分布，不越过中线，有明显的痛感。流行性肌痛时可出现胸、腹部肌肉剧烈疼痛，可向肩部、颈部放射。非化脓性肌软骨炎多侵犯第一、二肋软骨，患部隆起，疼痛剧烈，但皮肤多无红肿。心绞痛与急性心肌梗死的疼痛常位于胸骨后或心前区。食管疾患、膈疝、纵隔肿瘤的疼痛也位于胸骨后。自发性气胸、急性胸膜炎、肺梗死等常呈现患侧的剧烈胸痛。

急救方法

1 卧床休息，采取自由体位，如为胸膜炎所致者，朝患侧卧可减轻疼痛。

2 用热毛巾或暖水袋进行疼痛部位的局部热敷，可促进血液循环以减轻疼痛。

3 如果是怀疑心绞痛应立刻舌下含服硝酸甘油。

4 经上述紧急处理后疼痛仍未缓解时，应速送医院急救。

注意事项

一旦发生急性胸痛，应迅速就医或呼叫 120 医疗急救，以免错过最佳抢救时机。

心绞痛

　　心绞痛是冠状动脉供血不足，心肌急剧的暂时缺血与缺氧所引起的发作性胸痛或胸部不适，是心脏缺血反射到身体表面所感觉的疼痛。

原因及症状

　　1.心绞痛是由于冠状动脉粥样硬化，血管壁内膜增厚、管腔狭窄，或者冠状动脉痉挛，造成心肌的缺血、缺氧而引起的。

　　2.心绞痛的发作往往有明显的诱因，如：情绪激动、精神紧张、过度劳累、饱餐、烟酒过度等不良生活习性。

　　3.心绞痛常表现为：突然发生的胸骨中上部的压痛感、紧缩感、窒息感、重物压胸感，胸痛逐渐加重，数分钟达高潮，并可放射至左肩内侧、颈部、下颌、上中腹部或双肩，伴有冷汗，以后逐渐减轻。持续时间为几分钟，经休息或服用硝酸甘油可缓解病情。不典型的患者在胸骨下段、上腹部或心前区可出现压痛感。有的仅有放射部位的疼痛，如下颌痛、颈椎压痛。

急救方法

1　停止一切活动，平静心情，可就地站立休息，无须躺下，以免增加回心血量而加重心脏负担。

2 取出随身携带的急救药品，如硝酸甘油片一片，嚼碎后含于舌下，通常两分钟左右疼痛即可缓解。

3 如果效果不佳，10 分钟后可再在舌下含服一片，以加大药量。但需注意，无论心绞痛是否缓解，或再次发作，都不宜连续含服三片以上的硝酸甘油片。

4 若疼痛剧烈或随身带有亚硝酸异戊酯，可将其用手绢包捏碎，凑近鼻孔将其吸入。

注意事项

1. 要积极防治高血压、高血脂、冠心病等心绞痛的主要易患因素，将血压和血脂控制在正常范围内。

2. 饮食以低盐、低脂的清淡素食为主，避免饮食过饱，忌暴饮暴食，特别是晚餐宜少吃。

3. 禁烟、酒，少喝浓茶、咖啡等刺激性饮料。

4. 劳逸结合，生活规律，保证充足的睡眠，避免过度劳累，对高度紧张及注意力集中的工作，不宜持续时间过长，夜间不看球赛及惊险刺激性的影视剧。

5. 控制情绪，保持良好的心境，培养乐观豁达的性格，避免情绪失控。

6. 注意保暖，根据气候变化添减衣服。心绞痛在冬季发作频繁，患者应避免寒冷刺激，不在清晨迎风跑步，冬季室外散步最好不在清晨，而以上午 10~11 时或下午 3 时阳光充足时为宜，刮大风时尽量减少外出，如在冷天大风天因事必须外出时，应注意衣着暖和，也可含服硝酸甘油预防。

糖尿病

　　糖尿病是以高血糖为特征的代谢性疾病，由于糖尿病期间长时间存在高血糖的状态，易导致各种组织，特别是眼、肾、心脏、血管、神经的慢性损害、功能障碍。

原因及症状

　　1. 糖尿病可分为1型糖尿病与2型糖尿病，1型糖尿病多是由于先天自身的免疫功能缺陷和遗传引起。

　　2.2型糖尿病多是由于后天的饮食习惯、生活作息习惯、年龄、微生物感染等原因导致胰腺功能退化，从而引起的蛋白质、糖、水、脂肪以及电解质等物质的一系列代谢紊乱综合征。

　　3. 糖尿病的典型症状可概括为"三多一少"，即多尿、多饮、多食和体重减轻。由于排尿增加，肾囊可能膨胀，出现腰痛。有的患者因病情控制不好可因眼晶状体渗透压改变而出现视物模糊。有些患者可由尿糖刺激引起外阴瘙痒，男性可有龟头炎，发生尿痛。部分患者可有乏力、多汗、心慌、手抖、饥饿等低血糖反应。通常患者还易发生皮肤疖肿以及其他感染。

　　4. 通常来讲，空腹血糖大于或等于7.0毫摩/升，和/或餐后两小时血糖大于或等于11.1毫摩/升即可确诊，确诊为糖尿病后也要根据不同的症状而分型，分为1型糖尿病与2型糖尿病。

　　（1）1型糖尿病：发病年龄轻，大多30岁以下，起病突然，多饮多尿多食消瘦症状明显，血糖水平高，不少患者以酮症酸中毒为首发症状。

　　（2）2型糖尿病：常见于中老年人，肥胖者发病率高，常可伴有高血压、血脂异常、动脉硬化等疾病。

急救方法

1 让病人平卧，头侧向一边，保持呼吸道通畅，清除呕吐物，防止吸入而引起窒息。

2 细心观察病情变化，一旦发现呼吸停止，立即进行人工呼吸。

3 迅速拨打"120"急救电话，将病人送往医院急救。要检查血糖，以确定治疗方向。

4 由于糖尿病引起的昏迷，除了低血糖的原因外，血糖显著升高还可引起高渗性昏迷，所以在昏迷原因不清楚时不要随便给病人喂食糖水，以免加重病情。而且给意识不清的病人喂糖水容易造成呛咳甚至窒息。

注意事项

1. 糖尿病患者应尽量戒酒，因为喝酒会扰乱体内糖、脂肪、蛋白质的新陈代谢，促进糖尿病急、慢性并发症的产生，同时喝酒会阻碍降糖药分解和排泄，容易引发低血糖的出现。

2. 糖尿病患者应食用少油少盐而且清淡的食物。同时吃饭时应定时定量。建议糖尿病患者少吃多餐。

3. 糖尿病患者在以下两种情况下不宜吃水果：餐前餐后不宜吃，尽量在两餐间隔期间吃；含糖量较高的水果不宜吃。

低血糖

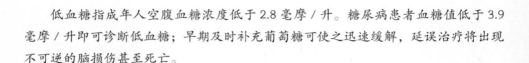

　　低血糖指成年人空腹血糖浓度低于 2.8 毫摩 / 升。糖尿病患者血糖值低于 3.9 毫摩 / 升即可诊断低血糖；早期及时补充葡萄糖可使之迅速缓解，延误治疗将出现不可逆的脑损伤甚至死亡。

原因及症状

　　1. 糖尿病患者由于饮食控制，进行降血糖治疗中易引起低血糖症；严重的肝、肾功能衰竭及进食太少或进食间隔时间太长也会引起低血糖症。

　　2. 长时间剧烈运动或体力劳动，体内的血糖大量消耗，肝糖原储备不足，不能及时补充血糖的消耗也是引发低血糖症的原因。

　　3. 其症状主要表现为：轻者会感到非常饥饿、极度疲劳、头晕、心悸、面色苍白、出冷汗；重者则会出现神志模糊、言语不清、四肢发抖、呼吸短促、烦躁不安或精神错乱，甚至昏迷。

　　4. 由于低血糖可能会由于一些外在的但并不是病变的因素导致（饥饿、剧烈运动、体育活动等），因此根据低血糖典型表现（Whipple 三联症）即可确定是否出现低血糖症：

　　（1）自发性周期性发作低血糖症状、昏迷及其精神神经症状，每天空腹或劳动后发作者。

　　（2）发作时血糖低于 2.8 毫摩 / 升。

　　（3）口服或静脉注射葡萄糖后，症状可立即消失。

急救方法

1 注意卧床休息，并密切观察，持续低血糖会引起不可逆的脑损伤。

2 一般情况下的低血糖，口服糖水、含糖饮料，或进食糖果、饼干、面包、馒头等即可缓解。

3 对昏迷不醒的患者，可用指压人中、百会、涌泉等穴位，并送医院或呼叫120急救电话。

注意事项

1. 积极参加体育锻炼以改善体质。不能操之过急，但要持之以恒。

2. 起床时，头晕目眩严重甚至昏倒者，欲起床前应先略微活动四肢，搓搓面，揉揉腹。

3. 生活要有规律，饮食要营养丰富。平时可多食一些具有温脾肾、升阳气作用的食物，如鹿肉、狗肉、羊肉、公鸡肉、韭菜、龙眼等。

4. 多喝水，多喝汤，每日食盐量略多于常人。少吃冬瓜、西瓜、葫芦、赤小豆等通利小便的食物，以保持血液容量。

突发性耳聋

突发性耳聋或称"特发性突发性聋"是一种突然发生的原因不明的感觉神经性耳聋，其发病急，进展快，治疗效果与就诊时间直接相关，应视为耳科急诊。

原因及症状

1. 本病主要因疱疹病毒、流行性病毒所感染。不少患者在发病前有呼吸道感染。

2. 突发性耳聋也可因耳膜破裂、爆震等外伤引起。

3. 听力损伤可在瞬间、几小时或几天内发生，也有晨起时突感耳聋。耳聋可逐渐加重，数日后才停止进展，其程度自轻度到全聋，可为暂时性，也可为永久性。

4. 耳聋前后有耳鸣发生，耳鸣一般于耳聋数小时后出现，多为嗡嗡声，这种情况可持续1小时或更长时间。

5. 突发性耳聋可伴有不同程度的眩晕，并且眩晕感会持续到6周以上。重度耳聋者会感到恶心、呕吐，这种情况可持续4~7天。而且耳堵塞一般先于耳聋出现。

6. 由于此病与药物中毒性耳聋、小儿良性阵发性眩晕、各种慢性中耳炎听力障碍、先天性中耳内耳畸形等疾病有一定的相似度，因此在确诊时必须要明确比较，根据不同的临床症状以及不同的检查方式（听力检查、前庭功能检查、影像学检查等）加以辨别。

急救方法

1 使患者安静休息，情绪不要急躁。

2 当怀疑是炎症或免疫因素造成突发性耳聋时，可使用糖皮质激素。

3 到医院进行治疗，并且要对症下药。

4 在医院使用混合氧及高压氧治疗可提高血氧分压，改善耳蜗的氧供状态。

注意事项

1. 养成良好的生活、饮食习惯，少吃过甜、过咸、脂肪多的食物，保持良好的心境，生活节奏不要太过紧张。

2. 远离噪声。噪声会损害耳朵功能，若长期处在噪声环境下，应做好耳朵的防护措施。

3. 忌常挖掏耳屎（耳屎也称耵聍）。耳道内少量的耳屎有助耳朵健康，多余的耳屎会随说话时耳部肌肉的运动排出体外，所以不必要经常挖掏耳朵。当耳内积聚太多耳屎而影响听力时，应到医院清理。

急产

急产是指产痛后 3 小时内即完成分娩。通常会有异常强烈的子宫收缩、很低的产道阻力，或者产妇对产痛没有知觉。急产毕竟属于非正常的分娩，它对于胎儿和产妇都会造成不同程度的伤害。对于胎儿而言，很容易在子宫内出现缺血、缺氧的状况，胎儿窒息，或者引发新生儿肺炎。对于产妇来说，生产的时间虽然大幅减短，急产时，子宫急而快地收缩，大力度和高频率的宫缩将胎儿迅速娩出，极容易造成会阴撕裂，也容易出现产后大出血以及产后感染。

原因及症状

1. 早产。孕期为 29~36 周，多见于 18 岁以下或 40 岁以上的孕妇。

2. 孕妇患有贫血、高血压等疾病也容易发生急产。

3. 有胎儿过小、双胎、胎位不正、胎盘异常等情况，但没有遵循常规产前检查者易发生急产。

4. 接近临产时乘坐车船，过度劳累，运动量大，年轻产妇宫缩力强等，也容易发生急产。

5. 其症状主要表现为：突然感到腰腹坠痛，短时间内就出现有规律的下腹疼痛，间隔时间极短；破水、出血、出现排便感，甚至阴道口可看见胎头露出。

急救方法

1 破水或出现一阵一阵的腹痛时，要马上送医院。

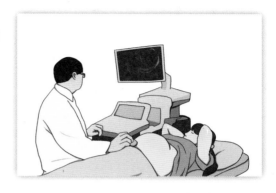

2 来不及的情况下，要准备好干净的毛巾、布、纱布、大水盆、热水（不能太烫）、剪刀、粗线、包袱布、热水袋、产妇的衣裤等产前用具。以上用具一定要注意清洁。

3 如果是妊娠初、中期出现出血和疼痛，可能是流产，应保持镇定，叫救护车。

注意事项

1. 叮嘱产妇不要用力屏气，要张口呼吸。因地制宜准备接生用具，如干净的布、用打火机烧过消毒的剪刀、酒精等。

2. 婴儿头部露出时，用双手托住头部，注意不能硬拉或扭动。当婴儿肩部露出时，用两手托着头和身体，慢慢地向外提出。等待胎盘自然娩出。

3. 将婴儿包裹好以保暖。用干净柔软的布擦净婴儿口鼻内的羊水。不要剪断脐带，并将胎盘放在高于婴儿的地方。

4. 尽快将产妇和婴儿送往医院。

早产

早产是指妊娠满 28 周但不足 37 周之间分娩者，此时娩出的新生儿称早产儿，体重 1000~2499 克，国内早产占分娩总数的 5%~15%。

原因及症状

1. 某种原因导致胎膜早破，如：长期站立性工作、多胞胎、羊水过多等。
2. 子宫畸形或宫颈内口松弛。
3. 孕妇患有某些疾病，如：妊娠高血压征、心脏病、肾炎、阑尾炎等均能引起早产。
4. 腹部直接受到撞击、摔倒等也可能引起早产。
5. 既往有流产史。
6. 孕妇有吸烟、酗酒、吸毒、营养不良等也能引起早产。

急救方法

1 如果孕妇出现早产的征兆，那么要立即采取左侧卧位以提高子宫胎盘血流量，降低子宫活性，使子宫平滑肌松弛从而减少自发性宫缩。

2 立即拨打 120 医疗急救，及早到当地正规医疗机构进行处理。

3 孕妇要避免慌张、避免用力呼吸、采取平躺的姿势，尽量放松心情等待救护人员的到来。

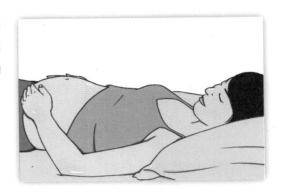

注意事项

1. 下腹部有类似月经前般的坠痛、规则的子宫收缩及肚子变硬，每小时 6 次或更多次的收缩，即每 10 分钟有 1 次以上的子宫收缩，每一次持续至少 40 秒，收缩较厉害时会腹痛。如不及时就医，子宫颈将会变薄、扩张而导致早产分娩。

2. 只要确定已经怀孕，就要开始定期去做检查，从而及时诊断出可能的早产迹象，如子宫颈张开、多胎妊娠、子宫肌瘤、子宫畸形等。

3. 尽量避免久站和负重动作，尤其是孕妇被医生诊断为有子宫颈张开的迹象时，更是要注意；从孕期的第 4 个月起，孕妇应该要求调换工作岗位，避免站立性岗位。

妊娠高血压综合征

　　妊娠高血压综合征，简称妊高征，是怀孕5个月后或产后两周出现的高血压、水肿、蛋白尿等一系列症状的综合征；每一百个孕妇会有5个罹患此病。

原因及症状

　　1. 体形肥胖、贫血、慢性高血压、慢性肾炎及糖尿病的患者发生妊娠高血压综合征的概率较大。

　　2. 对正常生理状态妊娠缺乏足够认识而产生紧张情绪的初产孕妇也较容易患妊娠高血压综合征。

　　3. 遗传因素。家庭中有高血压病史，尤其是孕妇之母有妊娠高压综合征病史者患此病的概率高。

　　4. 子宫张力过高，如羊水过多、多胎、糖尿病、巨婴及葡萄胎等也可引起妊娠高血压综合征。

　　5. 寒冷季节或气温变化过大，特别是气压高时同样可能引起妊娠高血压综合征。

　　6. 轻度妊娠高血压综合征主要临床表现为血压轻度升高，可伴轻度蛋白尿和水肿。此阶段可持续数日至数周，或逐渐发展，或迅速恶化。

　　7. 重度妊娠高血压综合征患者可出现头痛、眼花、恶心、呕吐和胸闷等不良症状反应。

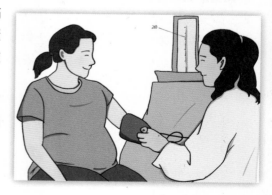

急救方法

1 中度以上妊娠高血压综合征患者应送往医院治疗，防止妊娠高血压综合征及并发症发生。

2 对于头痛、眼花、视力模糊等先兆妊娠高血压综合征症状，应严格遵从医师的指导。

注意事项

1. 在妊娠早期进行定期检查，主要是测血压、查尿蛋白和测体重。

2. 注意休息和营养。患者心情要舒畅，精神要放松，争取每天卧床10小时以上，并以侧卧位为佳，以增进血液循环，改善肾脏供血条件。饮食不要过咸，保证蛋白质和维生素的摄入。

3. 及时纠正异常情况。发现贫血，要及时补充铁质；若发现下肢水肿，要增加卧床时间，把脚抬高休息；血压偏高时要按时服药。症状特别严重时要考虑终止妊娠。

4. 注意既往病史。曾患有肾炎、高血压等疾病以及上次怀孕有过妊娠高血压综合征的孕妇应在医生的指导下进行重点监护。

痛经

痛经是指女性在经期或行经前后，出现周期性小腹或腰部疼痛，甚至痛及腰骶；随月经周期而发，目前临床常将其分为原发性和继发性两种。

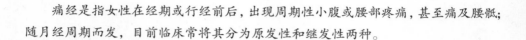

原因及症状

1. 痛经患者常有子宫不正常收缩的症状，因此往往导致子宫平滑肌缺血，子宫肌肉的缺血又可引起子宫肌肉的痉挛性收缩，从而产生疼痛而出现痛经。

2. 少女初潮心理压力大，久坐导致气血循环变差，经血运行不畅，爱吃冷饮食品等也会造成痛经。

3. 经期剧烈运动、受风寒湿冷侵袭等，均易引发痛经。

4. 原发性痛经指生殖器官无明显病变者，多见于青春期、未婚及已婚未育者，此种痛经在正常分娩后疼痛多可缓解或消失。

5. 继发性痛经多因生殖器官有器质性病变所致，可伴恶心呕吐、冷汗淋漓、手足厥冷，甚至昏厥，给工作及生活带来影响。

6. 原发性痛经在青春期多见，常在初潮后 1~2 年内发病。

7. 下腹部疼痛，常于行经前数小时开始，月经第一天疼痛最剧烈，多呈痉挛性疼痛，持续时间长短不一，数小时或 2~3 天，严重者常伴有面色苍白、出冷汗、恶心、呕吐、头痛等不良症状。

急救方法

1 在痛经时，可用热水袋热敷小腹，对减轻疼痛有效。

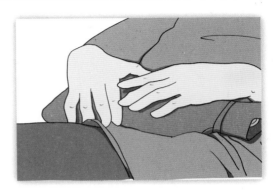

2 可用艾叶红糖水及姜椒枣汤治疗痛经。

3 痛经严重患者应进入医院接受医师的治疗。

注意事项

1. 痛经主要发生在月经期间，因此女性朋友往往会在月经过后忽视痛经的治疗。应根据上述病症，进行自我检查，及早就医。

2. 月经期间忌咖啡、茶、可乐、巧克力等刺激性食品饮料。宜多喝热的药草茶或热柠檬汁，可在腹部放置热敷垫或热水袋，每次数分钟。

3. 经前和经期要忌食生冷寒凉之品，以免寒凝血瘀而导致痛经加重。应尽量做到每天食 4 种以上水果和蔬菜，每星期吃两次鱼，另外在早餐时摄取各类谷物和奶制品，适当补充纤维素、叶酸、维生素 C 和维生素 E。以此预防或减轻痛经。

脑出血

脑出血又称脑溢血，是指非外伤性脑实质内血管破裂引起的出血，它起病急、病情凶、死亡率非常高，是急性脑血管疾病中最严重的一种，为目前中老年人常见致死性疾病之一。保证患者在黄金时间内及时正确的救治，是抢救成功的关键。

原因及症状

1. 以 40~70 岁为最主要的发病年龄，脑出血的原因主要与脑血管的病变、硬化有关。血管的病变与高血脂、糖尿病、高血压、血管的老化、吸烟等密切相关。通常所说的脑出血是指自发性原发性脑出血。

2. 临床一般是由于情绪激动、过量饮酒、过度劳累后，因血压突然升高导致脑血管破裂。

3. 脑出血多发生在白天活动时，发病前少数人有头晕、头痛、鼻出血和眼结膜出血等先兆症状，血压较高；患者突然昏倒后，迅即出现昏迷、面色潮红、口眼歪斜和两眼向出血侧凝视，出血对侧肢体瘫痪、握拳、牙关紧闭、鼾声大作，或面色苍白、手撒口张、大小便失禁；有时可呕吐，严重的可伴有胃出血，此时呕吐物为咖啡色。

急救方法

1 初步判断为脑出血后，应使患者仰卧，头肩部应垫高，头偏向一侧，防止痰液或呕吐物回流吸入器官造成窒息，如果患者口鼻中有呕吐物阻塞，应设法抠出，保持呼吸道通畅。

2 使患者平卧，解开患者领口纽扣、领带、裤带、胸罩，如有义齿也应取出。可不放枕头或将枕头垫在肩膀后面，使下颌略微仰起。

3 如果患者是清醒的，要注意安慰患者，缓解其紧张情绪；宜保持镇静，切勿慌乱，不要悲哭或呼唤患者，避免造成患者的心理压力；拉上窗帘，避免强光刺激，有条件者可吸氧。

4 打电话给急救中心或医院寻求帮助，必要时不要放下电话，询问并听从医生的指导进行处理。

注意事项

1. 生活要有规律。要按时休息，保证睡眠，尤其是中午，最好能有 1~2 时的午休。可以适当做一些力所能及的劳动，但不可过于劳累。

2. 要养成良好的饮食习惯。高血压患者要戒烟、戒酒，提倡低盐、低脂饮食，饮食宜清淡、多样。五谷杂粮都要吃，宜多食鱼类、豆类、鸡蛋、牛奶、瘦肉等富含维生素和矿物质的食物，以及新鲜蔬菜和水果。

3. 要保持平和的心态。健康的心态是预防动脉硬化、高血压脑出血的重要因素。老年人要避免大喜大怒和受强烈的刺激，尤其是患有心脑血管疾病的老年人，要善于调节和控制情绪，防止由于情绪的剧烈波动而诱发脑血管意外的突发。

脑梗死

脑梗死是指因脑部血液供应障碍，缺血、缺氧所导致的局限性脑组织的缺血性坏死或软化；它是一种突发性脑部疾病可发生于任何年龄段，多见于45~70岁中老年人。

原因及症状

脑梗死发病较急并且多无前驱症状，发病后最容易导致脑卒中的形成，一般情况下，饮食、烟酒、运动等情况都能引发脑梗死的发生。

1. 脑梗死的临床症状复杂，如是小面积脑梗死，其主要表现为：头昏、头晕、步态不稳、肢体无力，少数有饮水呛咳，吞咽困难；也可有偏瘫、偏身感觉减退，部分患者没有定位体征。

2. 中等面积梗死其表现为：突发性头痛、眩晕、频繁恶心、呕吐、神志清醒，偏身瘫痪或偏身感觉障碍、偏盲、中枢性面瘫及舌瘫、假性延髓性麻痹、失语等。

3. 大面积梗死患者起病急骤，表现危重，可以有偏盲偏瘫、偏身感觉减退甚至四肢瘫、脑疝、昏迷等。

4. 引起脑梗死的主要原因常见的有脑血栓和脑栓塞，即是由于动脉狭窄，管腔内逐渐形成血栓而最终阻塞动脉所致或者是因血流中被称为栓子的异常物质阻塞动脉引起。

急救方法

1 首先拨打120急救电话寻求帮助。

2 检查一下生命体征情况，如呼吸和心跳已经停止，要马上做心肺复苏术。

3 病人意识清楚，可让病人仰卧，头部略向后，以开通气道，不需垫枕头，并要盖上棉毯以保暖；若是失去意识的病人，应维持昏睡体位，以保持气道通畅，不要垫枕头。

4 如遇患者呕吐时应脸朝向一侧，让其吐出，抢救者用干净的手帕缠在手指上伸进口内清除呕吐物，以防堵塞气道；装有假牙者，要取出假牙。

注意事项

1. 坚持有氧运动的锻炼，因减少胆固醇在身体内的沉积能有效的预防血管病变，减缓血管老化。

2. 40 岁以上肥胖、有"三高"的中年人或者 55 岁以上的老年人，每年应体检一次，体检时最好把颈部血管 B 超、脑血管彩超作为常规检查，了解是否有发生血管狭窄的情况，早期发现、早期干预能大大减少脑梗死发生的概率。

3. 调节饮食习惯，应以清淡、少盐、少糖的膳食为主，多吃粗粮、蔬菜水果并且要戒烟限酒。

4. 保持乐观、稳定的情绪，舒畅、平衡的心态是预防心脑血管病的重要因素。

带状疱疹

　　带状疱疹因病毒通过呼吸道黏膜进入人体，经过血行传播，在皮肤上出现水痘而引起。如治疗不当或体质虚弱诸多因素所致，会转为后遗神经痛，少则年余，多则数年，患者将长期忍受痛苦折磨。

原因及症状

　　1.初次感染的水痘病毒潜伏在感觉神经节，经某些因素激活后，出现复发感染，即带状疱疹。

　　2.多因情志不畅、抵抗力低下、过度疲劳、饮食失调，以致脾失健运、湿浊内停、郁而化热、湿热搏结、兼感毒邪而发。

　　3.发病前局部皮肤有灼痛，伴轻度发热、疲倦无力等全身症状。

　　4.水疱壁紧涨、光亮，疱水澄清，水疱表面大部分有小凹陷。数日后疱液混浊化脓，破溃后形成糜烂面，最后干燥结痂，痂脱落后留下暂时性红斑。

　　5.年老体弱者疼痛剧烈，有明显的沿受累神经支配区的神经痛。

急救方法

1 注意休息，认真服药、擦药，用药期间不要吃辛辣刺激食物，也不要吃海鲜、蛋类、牛羊肉，以及煎炒上火食物，应该以清淡为主，多吃蔬菜水果，补充维生素。

2 没有生过水痘的小孩可能会受到传染，因而要注意隔离患者，以免波及小孩。水泡不要用针挑破，以免感染其他皮肤，造成病情蔓延！

3 带状疱疹的治疗原则为抗病毒、消炎止痛、防止继发感染及对症治疗，局部患处可用外用药膏涂抹。

4 不要摩擦患处，穿宽松的衣服。洗澡不要用太热的水洗患处，本身带状疱疹病毒喜热，这样会导致病毒加快扩散，增加治疗难度。如果需要清洗患处，可以使用生理盐水进行清洗。

注意事项

1. 有的患者皮肤上可能会出现大疱、血疱，甚至糜烂，但不要紧张，如果治疗得当，10 天左右即可痊愈，治愈后一般不会复发。

2. 多休息，给予易消化的饮食和充足的水分。

3. 预防继发细菌感染。不要摩擦患处，避免水疱破裂。可外用中草药药膏涂抹。

4. 老年重症患者，尤其发生在头面部的带状疱疹，最好住院治疗，以防并发症的发生。

5. 在饮食方面禁忌吃油腻的食物、海鲜及蛋类，家禽也尽量不要吃，吃些清淡的食物。

6. 某些患者在皮损完全消失后，仍遗留有神经痛，这时可采取局部封闭、理疗等方法缓解疼痛。

哮喘

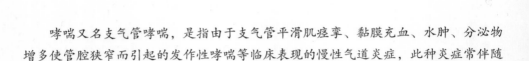

哮喘又名支气管哮喘，是指由于支气管平滑肌痉挛、黏膜充血、水肿、分泌物增多使管腔狭窄而引起的发作性哮喘等临床表现的慢性气道炎症，此种炎症常伴随引起气道反应性增高，导致反复发作的喘息、气促、胸闷和（或）咳嗽等症状。

原因及症状

1. 多为外界或机体内存在的变态原所引起的变态反应性疾病。外源性变态原有花粉、屋尘螨、真菌、动物皮屑、鱼、虾、蟹及油漆、染料等；内源性变态原主要为体内寄生虫或细菌、细菌产物等。

2. 宿痰内伏于肺，因外感、饮食、情志、劳倦等诱因而引触，致痰随气升、气因痰阻、痰气搏结、壅塞气道、肺管狭窄、气道挛急、通畅不利、肺气宣降失常、引动停积之痰，而导致痰鸣气喘。

3. 支气管哮喘主要表现为突然发作，发作时呼吸困难，呼气延长费力，胸部有紧迫感、烦躁不安、出汗、端坐呼吸，并有喘鸣，反复发作，每次可持续数小时，如持续 24 小时以上不缓解时，称为哮喘持续状态，病情危急，必须紧急处理。

4. 有的青少年病人则以运动时出现胸闷、咳嗽及呼吸困难为唯一的临床表现（运动性哮喘）。哮喘症状可在数分钟内发作，经数小时至数天，用支气管舒张剂或自行缓解。某些患者在缓解数小时后可再次发作。夜间及凌晨发作和加重常是哮喘的特征之一。

急救方法

1 协助患者采取坐位，以使其膈肌下降，胸腔容积扩大，肺活量增加，减少体力消耗。

2 可给患者吸入氧气，以便纠正或预防低氧血症。

3 补充水分以防止脱水、痰液过于黏稠及痰栓形成而加重气道阻塞。

4 给患者服用化痰药时要避免使用镇咳药。

注意事项

1.要了解患者是否有其他疾病，正确应用支气管解痉剂或严格遵从医师的指导。

2.给予营养丰富、清淡的饮食，鼓励患者多饮水，多吃水果和蔬菜；给予精神安慰和心理护理。

3.保持房间的安静和整洁，减少对患者的不良刺激。居室内禁放花、草、地毯。忌食诱发患者哮喘的食物，如鱼、虾等。

鼻出血（鼻衄）

　　鼻出血是鼻腔疾病的常见症状之一，由局部或全身原因引起，出血部位大多在鼻中隔前下方的易出血区。

原因及症状

局部因素

　　1. 外伤。挖鼻过重，剧烈喷嚏，用力擤鼻，鼻腔异物；鼻外伤，颅底骨折，鼻腔手术，鼻中隔穿孔等均可引起鼻出血。

　　2. 鼻部疾病。鼻中隔偏曲、鼻炎、鼻腔肿瘤等疾病均可导致鼻腔出血。

　　3. 环境。高原地区或初春、秋末气候干燥，鼻黏膜干燥结痂，使血管易于破裂。

全身因素

　　1. 血液疾病。较常见者有出血性紫癜、白血病、再生障碍性贫血，可引起出血。

　　2. 营养素缺乏。钙、维生素 P、维生素 C、维生素 K 等的缺乏易导致鼻腔出血。

　　3. 化学物质中毒，气压变化剧烈（飞行、潜水），以及黏膜受到有害气体的刺激和腐蚀等，都可引起鼻出血。

　　4. 鼻出血轻者可表现为涕中带血，重者可出血不止，以致引起失血性休克，反复多次出血易引起贫血。

急救方法

1 取半坐位，必要时可口服地西泮以镇静；注意患者发病时不可以躺下，因为躺下来后，血液会流向鼻部，血压增高，鼻血会流得更厉害。

2 用拇指和食指捏鼻翼数分钟，可使出血暂停或减少。

3 可用干净棉花或纱布条填塞鼻腔以达到暂时止血的作用。不可用粗糙的异物塞入鼻孔，因为粗糙的异物会破坏鼻黏膜，使微血管更脆弱，塞入的异物会使鼻黏膜受损更厉害，更容易流血。

4 出血量较大或出血面积较广时，应速送医院急救。

注意事项

1. 冬春季节天气干燥，在饮食上应少吃煎炸肥腻食物，多吃新鲜蔬果，并注意补充水分。

2. 要少做比如擤鼻涕、挖鼻孔等动作，避免因损伤鼻黏膜血管而出血。

3. 当鼻腔干燥时，可用石蜡油、甘油滴鼻，或用棉团蘸净水擦拭鼻腔。

4. 戒烟限酒、调节心情，如有全身性疾病的患者要积极治疗，以免鼻出血的发生。

头痛

　　头痛指额、顶、颞及枕部的疼痛，可见于多种疾病，大多无特异性。但反复发作或持续的头痛，可能是某些器质性疾病的信号，应认真检查，明确诊断，及时治疗。

原因及症状

　　1. 以下疾病有可能引发头痛：脑膜炎、脑血管意外、脑肿瘤、脑震荡、偏头痛、颅骨肿瘤、颈椎病、三叉神经痛、高血压病、肺炎、中毒等。

　　2. 急起头痛伴发热者，常见于急性感染，所致的头痛多位于全头部，呈弥漫性。

　　3. 有高血压病史而突然发病，头痛、呕吐、肢体偏瘫时，则可能为脑出血。

　　4. 剧烈头痛伴呕吐、怕光，服用麦角胺后头痛缓解，应考虑偏头痛。

　　5. 如半侧面部发红或面色苍白，结膜充血、流泪、畏光，且头痛多在夜间发作，多为丛集性头痛。

急救方法

1 让患者躺在安静的房间休息，保持室内空气流通。

2 无论头痛的部位在何处，均可用冷毛巾（或冰袋）或热毛巾（或热水袋）敷前额，以起到止痛作用。

3 头痛难忍时，可用双手手指按压两侧太阳穴、合谷穴等穴位。

4 服用止痛药，但注意过量服用会掩盖病情。如患者出现意识障碍、呕吐、肢体麻木等症状，应及时送医院救治。

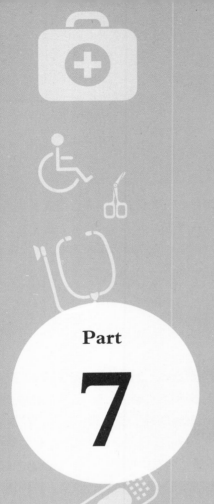

Part

7

家庭常见的
外科紧急病症

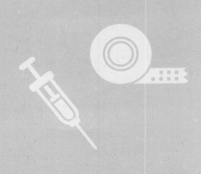

头部外伤

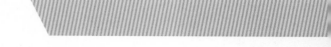

　　头部外伤多是由锐器或钝器伤害所致，裂口大小各异，深浅不一，创伤边缘整齐或不整齐，有时也会伴有皮肤挫伤或损害；由于人的头部血管丰富，血管受伤后不易自行恢复或愈合，所以即使伤口很小也会导致出血较严重，甚至休克。

原因及症状

　　1. 异物对头部造成重击，导致头皮破裂、受伤、骨折甚至脑损伤等。

　　2. 头部受到强大外力，大部分毛发牵扯、撕拉等造成的头皮撕脱伤。

　　3. 头部受外伤后，伤员可能会出现暂时性的部分意识丧失，在这种情况下，常常会伴有面色惨白、皮肤潮湿冰冷、呼吸浅缓细弱、脉搏跳动较快等症状。当意识恢复后，伤员可能全忘却或者根本想不起发生过的意外，只是感觉头痛欲裂、恶心反胃、呕吐等不适症状；如果伤者的意识一直不能自行恢复，这种情况下就应考虑可能是脑部受伤或者受压。

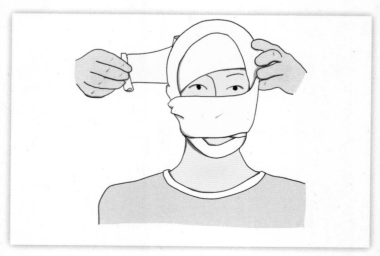

急救方法

1 因为头皮血管丰富，致密组织非常多，受伤时会出血较多并且持续时间长，所以，在对头皮裂伤进行急救时可以采取对伤口直接加压包扎的方式暂时止血。并尽早清理伤口，清除伤口内的异物。

2 对有头皮撕脱的情况，应该将撕脱的头皮与伤者一起送往医院，然后利用患者行皮下松解术或者转移皮瓣等相关的医学方法进行修复。对已经受伤2~3 日以上的旧伤口，也应该先清理伤口，部分手术缝合，并加以引流。

3 如果遇到有尖锐的异物插入头部的情况时，千万不能当场拔出异物，防止伤口大量出血无法止住或者产生二次创伤。应该采取的措施是先用厚敷料在伤口外插物的周围加以固定，然后再进行包扎救治。

4 如果遇到昏迷不醒的脑外伤者，应当轻轻拍打伤者的肩膀并呼唤伤者，以明确判断其神志，千万不能频繁摇晃伤者的头部以期叫醒伤者；让伤者采取平卧姿势，帮其清理口腔中的异物，以保持气道顺畅。

5 如果遇到开放性颅脑外伤并伴有脑组织向外膨出的伤者，切忌在现场还纳外溢的脑组织。应当先用消毒无菌或清洁的敷料轻轻覆压在外溢的组织上，然后再用清洁的布带做个大小适宜的圈，将外溢的脑组织上的敷料从中央轻轻提起后罩上，再进行包扎固定。

6 遇到严重的头部外伤者，一旦发生心跳缓慢、呼吸骤停的情况，应当立即进行胸外心脏按摩术和人工呼吸来进行抢救。同时立即呼叫急救中心赶至现场进行急救，将伤者及时送至医院来进行下一步的治疗。

胸部外伤

胸部外伤一般是由于挤压伤、锐器伤、摔伤、车祸等条件所致的暴力性损伤，并且根据性质的不同可以分为穿透伤、钝性伤和（或）开放伤、闭合伤，其中以发生肋骨骨折、气胸和血胸等为多见。

原因及症状

1. 钝性胸部损伤多由挤压性、冲击性或暴击性等暴力所致，如：车祸、打架斗殴、拳击、运动碰撞等，损伤机制复杂，多伴有肋骨或胸骨骨折，常并发其他部位损伤。

2. 穿透性胸部损伤由锐器、刀伤或火器致伤，损伤机制较清楚，损伤范围直接与受伤力道有关，早期诊断较容易；器官组织裂伤所致的进行性血胸伤情进展快，亦是病人死亡的主要原因，大部分穿透性胸部损伤病人需开胸手术治疗。

3. 轻度胸外伤是由于胸壁被擦伤、受挫等原因导致的病症，主要表现为胸壁疼痛。重度胸外伤主要临床症状为肋骨骨折，以及由此引发的血胸或气胸症状，严重的可引起呼吸困难，甚至危及生命。

4. 通常较为严重的胸部外伤，一般会伴随着一些症状，如肋骨骨折、创伤性窒息、膈肌损伤、气胸、血胸、心脏损伤、胸部损伤、肺损伤、胸骨骨折等，因此遇到胸部外伤的患者需要特别注意。

急救方法

1 胸部开放性伤口要在医护人员的救治下立即采取包扎封闭（不要用敷料填充胸腔伤口，以防滑入胸腔内部）。

2 清除呼吸道的血液和黏液。在条件允许的情况下，必要时进行紧急气管插管或气管切开术进行治疗。

3 有显著的呼吸困难患者，如检查时发现气管偏向于一侧，应该想到对侧有张力性气胸症状，应立即在伤侧的前胸壁锁骨中第二肋间进行穿刺排气。

4 胸部受伤需要送医院进行急救时应取 30°的半坐体位姿势，并用衣被等物将患者的上身垫高，有休克现象的患者可同时将下肢抬高，切忌不能采取头低腿高体位。

5 总的来说，胸部外伤的入院前紧急处理主要就是基本生命支持与胸部损伤的对症处理，而基本生命支持的原则为：维持呼吸通畅、给氧、控制外出血、补充血容量、镇痛、固定长骨骨折、保护脊柱（尤其是颈椎），并迅速转运。

腹部外伤

　　腹部外伤的轻重程度差别很大，轻的仅伤及腹壁层，重的可累及内脏，它可以根据伤情分为穿透伤（多伴内脏损伤）、非穿透伤（有时伴内脏损伤）或开放性伤和闭合性伤。

原因及症状

　　1.一般腹部外伤多见于车祸的撞击伤，压砸伤，钝器、锐器的伤害、金属类异物吞食等各种伤害。

　　2.化学性质的腐蚀性伤害等。

　　3.高处不慎掉落所致的拍击伤。

　　4.伤者有时腹部无破口,也会有腹部内脏的破裂出血,如胃、胰、肝、脾、肠及肾、膀胱等，医学上叫内出血。如微量出血则症状不明显。如大量出血，腹部膨胀，很快出现恶心、呕吐、疼痛，有时大小便会带血。伤者出现面色苍白，脉搏加快、变弱，血压下降，甚至出现休克。腹部轻微损伤时，表现为腹痛、腹壁紧张、压痛或有肿胀、血肿和出血。

急救方法

1 要保持气道通畅，使呼吸正常，让伤员平卧休息，可先用热敷和止痛。

2 若伤者肠管露在腹外，不要把肠管送回腹腔，应将上面的泥土等用清水或用1%盐水冲干净，用无菌或干净白布、手巾覆盖，以免加重感染，或用饭碗、盆扣住外露肠管，再进行保护性包扎。如腹壁伤口过大，大部分肠管脱出，又压迫肠系膜血管时，可清除污物后将肠送入腹腔，覆盖伤口包扎。

3 伤者屈膝仰卧，安静休息，绝对禁食。如有出血，应立即止血。心跳呼吸骤停者，应口对口呼吸和胸外按压心脏复苏同时进行。设法速请医生来急救或速送至附近医院抢救，有条件时要输氧、输血、输液。

4 千万不要给伤者吃东西，也不要给他喝东西。这是因为如果腹内脏器有破裂的话，这时候进食，食物可以通过破裂的地方流到腹腔增加污染。

注意事项

1. 以最快的速度获得"120"医生的帮助，这是腹部外伤急救的关键。如果现场不止一人，可让其他人立即拨打急救电话，同时自己开始抢救伤者。

2. 在进行现场急救的同时，要不断安慰伤者，避免其过于紧张。抢救者全程都应密切关注伤者的呼吸和脉搏，随时准备进行心肺复苏术。

皮肤擦伤

皮肤擦伤是指皮肤的表面与粗糙的物体发生剧烈摩擦后,导致表面或真皮受损。常见的擦伤部位有手掌、肘部、膝盖、小腿、双脚等。

原因及症状

1. 擦伤后可见表皮破损,创口表面呈现苍白色,并出现许多小出血点以及组织液的溢出;由于表皮含有丰富的神经末梢,损伤后往往十分疼痛。

2. 擦伤是被略粗糙的钝器形成机械力摩擦,造成表皮剥脱、翻卷为主要表现的损伤,损伤一般较轻微。

3. 擦伤主要是表皮破损,真皮并未受损,伤处可有出血、擦痕、液体渗出及表皮脱落,属开放性伤口。

4. 人的表皮细胞的再生能力很强,如果伤口没有感染则愈合很快,并不会留下疤痕;如果伤口受到感染的话,则会导致局部化脓,有分泌物流出。

急救方法

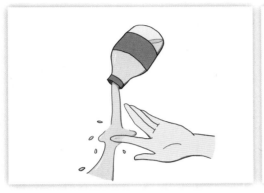

1 **清创**：可用生理盐水或蒸馏水不断冲洗伤口，直到将泥灰等污物洗去。

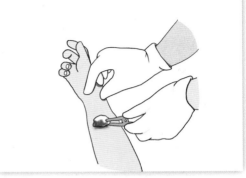

2 **消毒**：有条件者可先用医用双氧水给伤口消毒，然后再用碘酒、酒精棉球来给伤口消毒，沿伤口中心点，由内至外，擦拭。

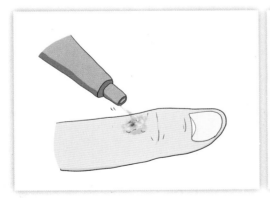

3 **外用药**：伤口不需要缝合的情况下，可在创面上涂一点云南白药粉，此药有化瘀止血、活血止痛、解毒消肿之功效。

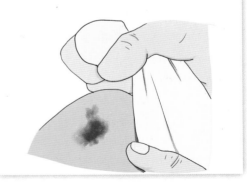

4 **包扎**：用消毒纱布包扎伤口，小伤口也可不包扎或粘贴创可贴，但都要注意保持创面清洁干燥，创面结痂前尽可能不要沾水。

眼部损伤

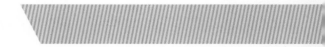

眼球钝挫伤是钝力作用于眼球，使眼组织不同程度损害、生理功能紊乱的病变。

原因及症状

　　1.各种钝器如拳头、弹弓以及爆炸时的空气冲击波，直接或间接伤及眼部组织；多为意外损伤，尤其是儿童在玩耍的时候很容易碰伤眼部。

　　2.拳击、球类等外力击伤眼球，但未发生眼球破裂。

　　3.轻者眼睑水肿，球结膜下出血，重者出血，瞳孔扩大，虹膜根部断裂，瞳孔变形。

　　4.严重者可引起晶体脱位、玻璃体积血、眼底脉络膜撕裂、视网膜水肿、视神经挫伤、视物模糊或失明等病症。

急救方法

1 轻伤者以冷开水洗去表面的异物，不要用手揉眼睛。

2 点消炎眼药水 1~2 滴，在 48 小时后可以进行热敷。

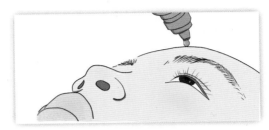

3 可用干净纱布包盖伤口处或双眼，及时到医院清创缝合。

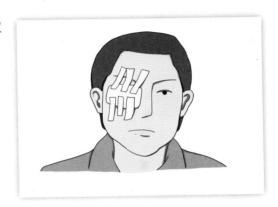

4 可局部冷敷，并急送医院诊治。

注意事项

1. 眼睑血液循环丰富，组织修复力强，但一旦缺损或畸形会引起严重并发症。

2. 眼球穿孔伤，由专科医师在详细检查后进行手术处理；如并发眼睑裂伤，应先修复眼球。

3. 由于血眼屏障存在，药物不易透入眼内，需选用适当药物和用药方法。如眼内感染时，可考虑点眼药及结膜下给药，同时全身应用抗生素。

鼻外伤

鼻子突出于面部，在生活中，鼻子容易遭到撞击而发生鼻外伤。外力作用的大小、程度及方向不同，所致损伤的程度各异。如果鼻梁骨发生骨折，易导致移位，影响面容形象，甚至会发生患处感染，使软骨坏死。

原因及症状

多为直接暴力所致，如拳击鼻部、面部向下跌倒、撞击。

1. 单纯局限于鼻骨，伴有周围的骨组织，如鼻中隔等骨折。

2. 鼻子疼痛，鼻出血，颜面及鼻部皮下瘀血。

3. 鼻骨骨折可致颜面畸形，咬颌错位，如：伤及颅底可产生脑脊液鼻漏，嗅觉丧失。

4. 伤及鼻中隔可使软骨脱位，中隔软骨斜于一侧鼻腔，或形成鼻中隔血肿，阻塞鼻腔。

5. 鼻部触诊有骨摩擦音，或摸到骨折线，局部压痛明显。

急救方法

1 血量少，让患者坐下，用拇指和食指紧压患者的两侧鼻翼，压向鼻中隔部，暂让患者用嘴呼吸。一般压迫5~10分，出血即可止。

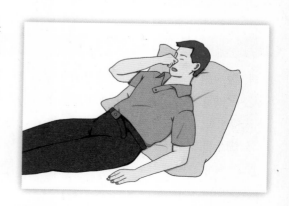

2 同时在患者前额部敷冷水毛巾。

3 出血量大，可采用压迫填塞
的方法止血。用脱脂棉卷成
如鼻孔粗细的条状，将鼻孔
填充。若填充太松，则无法
达到止血的目的。

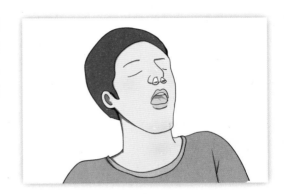

4 如有开放性伤口，并怀疑有鼻骨变形、骨折等，必须尽快到附近医院救治。

注意事项

1. 捏鼻止血时，安慰患者不要哭闹，张大嘴呼吸，头不要过分后仰，以免血液
流入喉中。
2. 鼻骨骨折伤者须注意是否并发颅底骨折；伤口应彻底清创。
3. 出血期间不要吃辛辣食物，不饮酒；习惯性鼻出血者平时也要少吃辛辣刺激
性食物。
4. 如反复鼻出血，并有鼻腔通气受阻或有腥臭味，应到医院就诊。

急性腰扭伤

急性腰扭伤，俗称闪腰，为腰部软组织包括肌肉、韧带、筋膜、关节、突关节的急性扭伤。急性腰扭伤多见于青壮年。本病发生突然，严重者在受伤时腰部有撕裂感和响声。

原因及症状

1. 急性腰扭伤为一种常见病，因行走滑倒，跳跃、闪扭身躯、跑步而引起，多为肌肉韧带遭受牵拉所致，故损伤较轻。

2. 因攀、提拉、扛抬重物的过程中，用力过猛或姿势不正，配合不恰当也会造成腰部的肌肉筋膜、韧带、椎间小关节与关节囊的损伤和撕裂。

3. 本病临床上常见棘上韧带、棘间韧带和骶腰韧带损伤，严重者可造成韧带撕裂或棘突上剥离。部分患者可以是腰椎后关节滑膜嵌顿，主要表现为伤后腰部立即发生难以忍受的剧烈疼痛，全部腰肌处于紧张状态。本病一般不造成神经损伤。部分特别严重的患者可能出现隐性脊椎裂。

4. 伤后患者立即出现持续性的剧痛，次日会出现局部出血、肿胀，甚至剧烈腰痛。也有人只是轻微扭转一下腰部，当时并无明显痛感，但休息后次日感到腰部疼痛，腰部活动受限，不能很好完成挺直、俯、仰、扭转等一系列的身体运动，咳嗽、喷嚏、大小便时可使疼痛加剧。站立时往往用手扶住腰部，坐时用双手撑在椅子上，以减轻疼痛。

急救方法

1 停止一切运动及工作，注意卧床安静地休息。

2 以保温贴或热毛巾覆盖患部，但要注意温度，以免烫伤。

3 用活血化瘀、止痛的外用膏贴粘贴患处，如：麝香壮骨膏贴患处，每日一帖，局部起红疹、瘙痒者立即停用以免过敏。

4 可以做推拿、按摩、针灸等治疗。

注意事项

1. 尽量不要再给腰部增加任何负担，让伤者安静地休息。

2. 洗澡时，尽量用毛巾按摩腰部，并且减少患部的扭动，因为扭动腰部容易使旧疾发作；在举重物时，尽量弯曲膝盖，腰部放低，待身体姿势站好时才起立，这样可防患于未然。

3. 疼痛大减时，应进行腰肌锻炼，防止肌肉、韧带粘连或腰痛症由急性转为慢性；平时要加强腰部锻炼，增强肌力，防止复发。要提取重物时，先两肢张开再弯伸腰，待姿势稳定后再提重物。

4. 治愈后应尽量避免再次扭伤，必要时可采取阔腰皮带外束，以保护腰部。

踝关节扭伤

    踝关节扭伤是最高发的运动损伤，约占所有运动损伤的40%，是指在外力作用下，踝关节骤然向一侧活动而超过其正常活动度时，引起关节周围软组织如关节囊、韧带、肌腱等发生撕裂伤，称为踝关节扭伤。轻者仅有部分韧带纤维撕裂、重者可使韧带完全断裂或韧带及关节囊附着处的骨质撕脱，甚至发生关节脱位。踝关节扭伤日常最为常见，可发生于任何年龄，小儿中学龄期儿童活动量较大，发病较多。

原因及症状

    1. 踝关节（即脚脖子）扭伤，是日常生活中常遇到的扭伤之一；当下台阶、跳高或在高低不平的路上跑步、行走时均可引起外侧或内侧韧带损伤，部分撕裂、完全断裂或撕脱骨折；如早期治疗不当，韧带过度松弛，可造成踝关节不稳，易引起反复扭伤，甚至关节软骨损伤，发生创伤性关节炎，严重者则会影响行走功能。

    2. 外侧韧带损伤时，会出现疼痛、肿胀、走路跛行，有时可见皮下瘀血，外侧韧带部位有压感，足内翻时，引起外侧韧带部位疼痛加剧。

    3. 内韧带损伤时，表现为内侧韧带部位疼痛、肿胀、压痛，足外翻时，引起内侧韧带部位疼痛，有撕脱骨折。

急救方法

1 外侧韧带损伤较轻、踝关节稳定性正常时，可抬高患肢进行冷敷，如有出血则加压包扎，这样能缓解疼痛和减少出血、肿胀。

2 骨折或受伤严重的患者，应充分固定受伤的部位，并立即送往医院治疗。

3 韧带完全断裂或有撕脱骨折者，在 4~6 周内用短腿石膏靴固定患足，以免"矫枉过正"。可在石膏靴底部加橡皮垫或其他耐磨物以便行走。若踝部骨折块较大，且复位不良，则应切开复位和内固定。

注意事项

1. 扭伤后，立即停止活动。

2. 冷敷受伤部位，24 小时后再进行热敷。

3. 不要按摩推拿受伤部位。

4. 到医院进行 X 线检查是否骨折。

5. 进行高危运动时佩戴合适的护具，熟练掌握所进行活动的技术动作，可以有效减少踝关节扭伤的发生率。

肢体断离

肢体断离即强大暴力使人体各部遭致广泛而严重的破坏并断离。

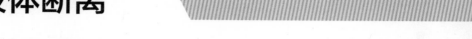

原因及症状

1. 肢体断离即强大暴力使人体各部遭致广泛而严重的破坏并断离。常见于爆炸、高坠（如飞机失事）、建筑物倒塌或火车辗压等所致的复合性损伤。

2. 多为撕裂创、挫裂创和骨折等复杂损伤的组合，一旦发生，应及时的采取有效的急救方法，并为后续的断肢再植创造条件和争取时间。

3. 碰到肢体完全断离或大部断离的伤员，千万不要惊慌，首先要对伤员进行全身检查，不要因为肢体的离断而忽略了其他危及生命的损伤，在转运之前一定要对伤员进行整体抢救，先处理危及生命的损伤，以免在转运途中发生意外，如出血，一般来说，完全离断肢体残端的血管，大都会自行回缩，闭塞止血，所以对无明显出血的断肢残端，使用简单的加压包扎止血即可，然后用小夹板等固定残肢。

4. 对损伤大动脉而有活跃的喷射性出血时，可先用止血钳类物品将血管夹住，然后再进行包扎，但夹血管时要尽量少夹，以利于后期断肢再植时的血管吻合。如抢救现场无止血钳等物品，也可采取止血带止血法。

急救方法

1 立刻采取任何有效的办法止血，如压迫止血、使用止血带等，然后使用大量纱布压在肢体残端，再进行施压包扎。

2 立刻呼叫 120 医疗急救车或尽快前往附近医院急救。

3 对断肢进行低温保管，如有骨块脱出，应一同保管好，为断肢再植创造条件。

4 由于断肢属于严重的伤害，对患者的心理会造成极大的恐慌、不安，所以旁人需要不断地安抚患者的情绪，避免发生休克、抽搐等其他的不良现象。

注意事项

1. 断肢必须保持干燥，万不可用水或酒精清洗、浸泡断肢。

2. 保管断肢时宜小心地用干净布类包裹多层后再放入密封的塑料袋中，然后再放入另一个装有冰块或冰棍的塑料袋中保存。

3. 对于不能控制的大出血而必须应用止血带者，则每小时应放松 1 次，放松时应用手指压住近侧的动脉主干，以减少出血。

4. 在病人发生严重休克时，应首先及时处理休克，以防止转运途中出现生命危险。

韧带损伤

韧带损伤是身体某一部位的韧带受到不同程度的伤害而造成的损伤，最容易发生韧带损伤的部位在膝关节、手指关节和踝关节。韧带扭伤后，会出现局部肿胀、疼痛、压痛，有皮下出血的可看见青紫区。

原因及症状

1. 当关节遭受暴力产生非生理性活动，韧带被牵拉超过其耐受力时，即会发生损伤。韧带本身完全断裂也可将其附着部位的骨质撕脱，从而形成潜在的关节脱位、半脱位乃至完全脱位。

2. 剧烈运动，如进行学院体育竞赛、舞蹈、杂技等时，固然容易出现韧带损伤，但即使在日常生活中，车祸、高空跌下等意外，也会引起同类的损伤。

3. 当出现某个方位的非生理性运动时，限制膝关节向该方位运动的韧带必然首当其冲。膝关节于屈曲位外旋外展又遭到来自外侧的暴力时，主要受损的是内侧关节囊韧带和内侧副韧带，严重时尚可涉及前交叉韧带和内侧半月板，此为最常见的损伤方式。膝关节的韧带损伤常见于足球、篮球、溜冰运动员及搬运工。

4. 韧带损伤后一般均有小血管破裂而出血，还会出现局部疼痛、肿胀、组织内出血、血肿、关节肿胀、活动障碍、压痛。体检时发现牵拉韧带明显疼痛，如果完全断裂，关节稳定性下降。

急救方法

1 急性韧带损伤发生后，应立即停止活动，以减少出血。

2 立即用冷水冲洗损伤部位或用冰块冷敷局部以达到止血的目的。

3 覆盖绷带加压包扎以防止肿胀。

4 韧带完全断裂或怀疑并发骨折的，在加压包扎后必须请医生进一步检查和治疗。

5 经过 1~3 天后，损伤部位的内出血已经停止，此时可用温热毛巾热敷，以消肿和促进血液循环。

注意事项

1. 任何运动前都要先做热身活动，使关节、肌肉有所准备。

2. 不要在疲劳状态下进行运动，因为人处于疲劳状态，肌肉组织同样处于疲劳状态。

3. 在运动中，要防止运动动作过大造成意外损伤。

4. 进行体育锻炼时应避免超负荷。

下颌关节脱位

下颌关节脱位，临床上称下巴脱臼，是下颌骨的髁状突滑出关节以外，不能自行复位。可发生在单侧，亦可发生在双侧。

原因及症状

1. 下巴脱臼一般多发于中老年人，往往是因为大笑、打哈欠、讲话太多、张口过大或突然咬硬物导致肌肉或韧带拉伤所致。

2. 下巴脱臼的症状为口半开，闭不上也张不开，口水直流，言语不清，咀嚼、吞咽障碍。因下颌骨向前移位，两颊变平脸形变长，关节附近疼痛或肿胀，耳屏前凹陷明显，在颧弓下方可触及移位之髁状突。

急救方法

1 注意复位时候的手法，是需要一定的经验和解剖学的基础，请勿随意使用，或速到附近医疗机构就医。

2 让患者靠墙坐在矮凳上，头贴着墙，使脱臼人的下巴与复位人的肘关节在同一高度，以便复位时使劲。

3 复位人双手拇指用手帕裹上，伸进脱臼者的嘴里，放在两边后牙的咬合面上，其余四指放在嘴外边的下颌骨下缘。

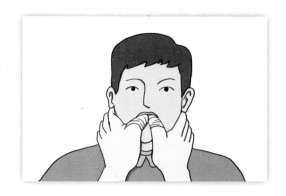

4 复位前先转移脱臼者注意力，然后用力向下压下颌，同时将颏部向上端，这样使下颌骨的髁状突沿弧线转动到结节下面，再轻轻向后推动一下，即可使髁状突滑到原来的关节腔内。这时复位人的双手拇指迅速滑到牙外侧，避免被咬伤。

5 复位后，用绷带托住下巴，几天内不要张嘴，防止形成习惯性下巴脱臼。

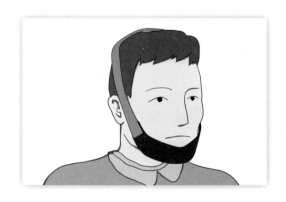

肘关节脱位

肘关节脱位是肘部常见损伤，多发生于青少年，成人和儿童也时有发生；正常肘关节由肱尺、肱桡和尺桡上关节组成，其屈伸活动主要靠肱尺关节进行。肘后部关节囊及韧带较薄弱，容易发生后脱位。

原因及症状

肘关节脱位主要系由间接暴力所引起。

1. 肘关节肿痛，伸屈活动受限。
2. 侧方脱位时，肘部呈现肘内翻或外翻畸形。
3. 肘后脱位，则肘后方空虚，尺骨鹰嘴部向后明显凸出。

急救方法

1 因复位需要一定的医学知识和经验的积累，所以建议速到附近的医疗机构就医。

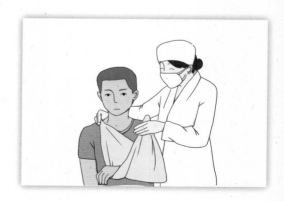

2 用健侧手臂解开衣扣，将衣襟从下向上兜住伤肢前臂，系在领口上，使伤肢肘关节呈半屈曲位固定在前胸部，再前往医院治疗。

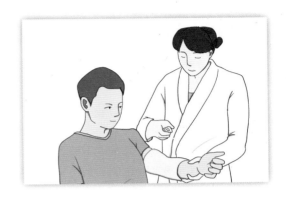

3 肘关节脱位时，不要强行将处于半伸拉位的伤肢拉直，以防损伤血管和神经或引起更大的损伤。

注意事项

1. 加强营养，合理膳食。

2. 平时避免局部的肢体过度的负重，同时并避免剧烈的活动，如猛烈转手臂等。

3. 复位后，用石膏或夹板将肘固定于屈曲 90° 位，3~4 周后去除固定，逐渐练习关节自动活动。要防止被动牵拉，以免引起骨化性肌炎。

4. 肘关节脱位在恢复期，应注意多休息并按医嘱拍 X 线检查，以确定关节复位是否良好。

5. 恢复期注意抬高伤肢，多做手指活动，加强伤肢功能锻炼。

指间关节脱位

　　关节脱位也称脱臼，是指构成关节的上下两个骨端偏离了正常的位置，发生了错位；关节脱位后，韧带、关节软骨、关节囊及肌肉等软组织也有损伤，外观上有可能会出现周围肿胀、血肿，若不及时复位会很容易导致关节粘连、血肿机化从而使关节不同程度丧失功能，指间关节脱位即指间关节两骨端发生错位。

原因及症状

　　1.主要是由于因跌倒或运动时，遭到外来暴力所致的指间关节极度过伸、扭转或侧方挤压等外力作用时，即可造成指间关节脱位并时常伴有侧副韧带损伤，严重者还会有侧副韧带断裂。

　　2.脱位后临床多见于关节呈梭形肿胀、疼痛、局部压痛，自动屈伸活动障碍，呈刺刀状畸形，并呈弹性固定。

　　3.若侧副韧带断裂，则出现明显侧方活动。

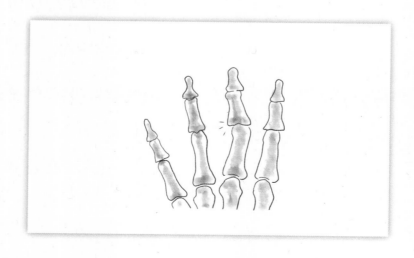

急救方法

1 因复位需要一定的医学知识和经验的积累，所以建议尽速到附近的医疗机构就医。

2 对于确诊的关节脱位患者应及时复位，复位时间越早，治疗效果越好、越容易、复位成功率越高。

3 复位分为手法复位和手术复位，手法复位指通过牵引、拉拔、折顶、旋转、按摩等手法使脱位的关节恢复正常的关节面；一般由于手法复位失败或属于陈旧性关节脱位的患者，可考虑手术复位，并且是必须要在正规的医院进行。

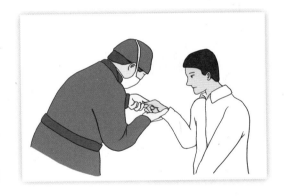

注意事项

1. 复位完成后，要将关节固定在稳定的位置 2~4 周，目的是使关节周围软组织及时修复，以防出现习惯性脱位。

2. 功能锻炼，其主要的目的是最大限度地恢复肢体及关节功能，早期除患指外可作其余关节的练习活动，去除固定后，可做受伤掌指关节或指间关节的主动屈伸练功活动，活动范围从小到大。

肩关节脱位

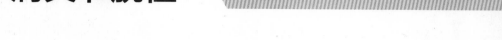

肩关节脱位按肱骨头的位置分为前脱位和后脱位。肩关节前脱位者很多见，常因间接暴力所致。

原因及症状

1. 如跌倒时上肢外展外旋，手掌或肘部着地，外力沿肱骨纵轴向上冲击，肱骨头自肩胛下肌和大圆肌之间薄弱部撕脱关节囊，向前下脱出，形成前脱位。

2. 后脱位很少见，多由肩关节受到由前向后的暴力作用或在肩关节内收内旋位跌倒时手部着地引起。

3. 其症状主要表现为肩部疼痛、肿胀和活动功能受限，伤肢呈弹性固定于轻度外展内旋位，肘屈曲，用健侧手托住患侧前臂。外观呈"方肩"畸形，肩峰明显突出，肩峰下空虚。

急救方法

1 因复位需要一定的医学知识和经验的积累，所以建议尽速到附近的医疗机构就医。

2 尽快进行复位，主要是以手法复位为主，一般的手法复位有2种，一种是手牵足蹬法，另外一种就是牵引回旋法。

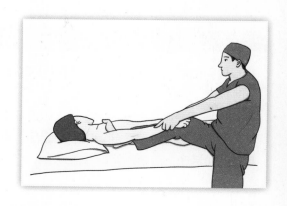

3 确定手法复位成功以后，马上进行固定，悬吊上肢，使肘关节屈曲 90° 的角度固定在自己的胸部前面，一般固定 3 周。

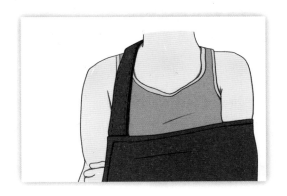

4 固定后，可以进行简单的患肢功能锻炼，先借助自己的健侧手缓慢推动自己患肢进行内收外展的运动，运动也不要太剧烈。

注意事项

1. 固定期间要经常检查绷带的松紧程度、注意末梢循环情况，积极进行功能锻炼。

2. 解除固定后进行功能锻炼时，也应适当限制肩关节的外展外旋活动。

3. 药物治疗，给予活血化瘀、消肿止痛药物。

4. 饮食调护，宜食易消化、清淡且富有营养之品，忌食辛辣之物。

脊椎骨折

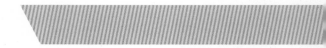

脊柱骨折多见男性青壮年，由于脊椎管内有脊髓，如有损伤常引起截瘫，病情严重者可致危及生命；治疗不当的单纯压缩性骨折，亦可遗留慢性腰痛。

原因及症状

1. 多因间接暴力所致，常造成椎体压缩或粉碎性骨折，严重时并发关节突脱位或脊髓损伤。

2. 主要表现为局部疼痛、肿胀、脊柱活动受限、骨折处棘突有明显压痛和叩击痛；胸腰椎骨折常有后突畸形；合并截瘫时，损伤脊髓平面以下感觉、运动、反射障碍；高位截瘫、四肢瘫痪均可能出现呼吸困难，甚至呼吸停止。

急救方法

1 如伤者仍被杂物压住时，不要硬拉强拽暴露在外面的肢体，以防加重血管、脊髓、骨折的损伤。立即将压在伤者身上的东西搬掉。

2 颈椎骨折要用衣物、枕头挤在头颈两侧，使其固定不乱动。

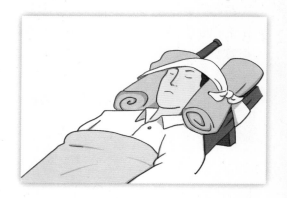

3 如胸腰脊柱骨折，使伤者平卧在硬板床上，身体两侧用枕头、砖头、衣物塞紧，固定脊柱为正直位；搬运时需三人同时工作。

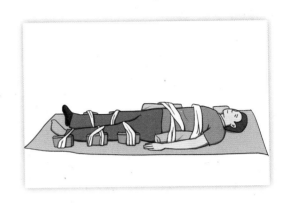

4 身体创口部分进行包扎，冲洗创口，止血、包扎。

注意事项

1. 疑似脊柱骨折、脊髓损伤时立即按脊柱骨折要求急救。
2. 运送中要用硬板床、担架、门板，不能用软床；禁止由一人抱、背。
3. 搬运时让伤者两下肢靠拢，两上肢贴于腰侧，并保持伤者的体位呈直线。
4. 胸、腰、腹部连带损伤时，在搬运中，腰部要垫小枕头或衣物。

挤压伤

挤压伤是身体的四肢或其他部位受到压迫，造成受累身体部位的肌肉肿胀或神经损伤的一种常见外伤，如手、脚被钝性物体如砖头、门窗、车辆等暴力挤压；也可见于爆炸冲击所致的挤压伤；更严重的是压埋伤。

原因及症状

1. 受伤部位表面无明显伤口，可有瘀血、水肿、发绀，如四肢受伤，伤处肿胀可逐渐加重；尿少，心慌、恶心，可出现神志不清。

2. 挤压伤及内脏可引起胃部出血、肝脾破裂出血，可出现呕血、咯血，甚至休克。

3. 土方、石块长时间挤压导致的"压埋伤"，在挤压解除后可出现以肢体肿胀、肌红蛋白尿、高血钾为特点的急性肾功能衰竭。如不及时处理，可导致伤患者死亡。

急救方法

1 如果事故刚发生，需尽快搬开挤压身体的重物。如果被压时间超过 10 分钟，则不要轻易搬开重物，以免增加发生休克和内脏出血的危险，此时一边安慰伤者，一边及时拨打 120 急救电话。

2 手和足趾的挤伤，指（趾）甲下会因血肿呈黑色，可立即用冷水、冰袋进行冷敷，以减少出血、减轻疼痛。

3 如果有出血，可用手或干净的棉垫用力压住伤口，进行压迫止血，待血止住后再进行包扎。

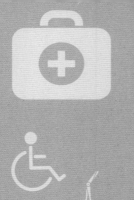
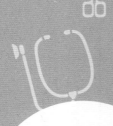
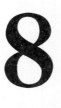

Part

8

家庭常见的
中毒紧急病症

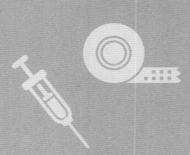
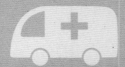

一氧化碳中毒

一氧化碳中毒俗称煤烟或煤气中毒，以冬季为多发；一氧化碳是由含碳物质燃烧不完全产生的一种无色、无臭、无刺激性气体，易燃、易爆，在空气中燃烧其火焰呈蓝色；吸入过量可引起中毒；一氧化碳中毒主要引起组织缺氧。

中毒表现

1. 有吸入一氧化碳的病史：如北方用煤炭取暖或烧饭，当门窗关闭、不透风时，燃烧的煤炭就会产生一氧化碳，同室人员常一起发病。

2. 轻度中毒：可有头痛、头晕、四肢无力、恶心、呕吐、意识模糊、嗜睡症状。

3. 中度中毒：中毒者面色潮红、口唇呈樱桃红色、心率加快、呼吸困难、站立不稳，可有昏迷。

4. 重度中毒：持续昏迷、瞳孔缩小、大小便失禁，可有高热、大脑强直状态。部分中毒者，可发生心肌损害、心律失常、肺水肿、休克等。

5. 在中毒者脱离中毒现场 8 小时以内，抽取静脉血，血液可呈樱桃红色；重度中毒者，有时诊断比较困难，需与各种脑血管疾病相鉴别。

急救方法

1 立即打开门窗通风，将中毒者移至空气新鲜的地方，解开衣领、裤带，放低头部，并使其头向后仰，有利于呼吸道通畅；注意保暖，防止着凉；能饮水者，可喝少量热糖茶水，让其安静休息。

2 中毒者已昏睡、昏迷时，立刻呼叫 120，并用手按压刺激人中（在鼻下人中沟上三分之一与中三分之一交界处）、十宣（在两手十指指尖端）、涌泉（足掌心的前三分之一与中三分之一交界处）等穴，让其苏醒。必要时做人工呼吸。中毒重度昏迷者，应迅速送医院急救。

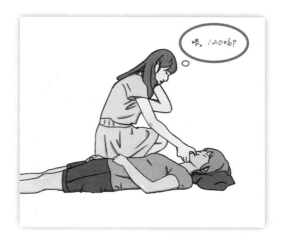

喂，120吗?

3 纠正缺氧，让患者吸氧。流速为每分钟 8~10 升，高压氧舱治疗效果更佳。重症者使用呼吸兴奋剂，如可拉明、洛贝林等。

4 **防治脑水肿：**

①可用地塞米松 10~20 毫克，或氢化可的松 100~200 毫克，静脉滴注。

②质量分数为 20%甘露醇 250 毫升，快速静脉滴注，每日 3~4 次。

③速尿 20~40 毫克，肌肉或静脉注射。

④对危重者输新鲜血或换血治疗。

⑤对症治疗：及时纠正水、电解质及酸碱平衡紊乱，控制休克及肺水肿。用抗生素防治感染。昏迷时间长，特别是抽搐频繁，发热在 39℃以上、有呼吸或循环衰竭者，可进行人工冬眠及降温疗法。呼吸衰竭者，必要时进行气管切开或气管插管，进行人工或机械辅助呼吸。

烟雾中毒

　　失火烟雾包括有害气体、烟尘和热能三类基本成分。其中有害气体主要为燃烧所产生的二氧化碳、一氧化碳、二氧化硫、氯气、氨气及臭氧，还有失火现场所存有的化学物品的燃烧烟雾等；后者随着近年高分子建筑材料的广泛使用，其有害气体的成分十分复杂，如腈纶地毯燃烧可生成丙烯醛，涂料、胶合板燃烧可产生甲醛、酚等刺激性气体，其吸入中毒，以呼吸系统损伤和缺氧窒息为主要表现。

中毒表现

　　1. 较长时间吸入浓度高的烟雾后，可刺激眼、鼻，出现流泪、畏光、头痛、头晕、声嘶、咽干、呛咳、胸闷、恶心、呕吐等刺激症状，还可伴有发热；重者可出现肺水肿的临床表现，如胸部压迫感、呼吸困难、皮肤黏膜发绀、咳嗽、咳大量白色或粉红色泡沫痰等；胸部 X 线检查可见肺部呈支气管炎、肺炎及肺水肿改变。

　　2. 皮肤损害面积较大及呼吸道或消化道损伤时，可继发脱水、电解质紊乱、感染等。

　　3. 有毒烟雾吸收中毒尚可引起肝部肿大、肝区疼痛、黄疸、转氨酶升高、发热；神经系统损害表现为抽搐、昏迷。

急救方法

1 脱离染毒区，移至空气新鲜处，必要时吸氧。

2 保持患者呼吸道通畅。呼吸极度困难者，如怀疑喉头水肿致上呼吸道梗阻时，应行气管切开术，并适当给予糖皮质激素、抗生素雾化吸入或静脉应用；呼吸停止者，进行人工呼吸、机械通气。

3 防治感染，特别是吸入性肺炎，多为混合感染，宜选用广谱抗生素。

4 对症治疗，如保暖，维持水、电解质和酸碱平衡等；咳嗽时给予止咳药，喘息者给予平喘药，超声雾化吸入地塞米松、抗生素、氨茶碱的混合溶液；血压下降时应补充液体。

5 眼局部症状，可采用质量分数为 3% 的硼酸溶液冲洗，必要时可滴抗生素眼药水或眼膏；有角膜损伤时，宜做眼科专科治疗。

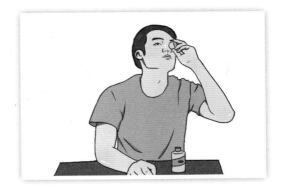

6 如症状不能缓解，并且还有加重的倾向，请立刻拨打 120 医疗急救电话。

发芽马铃薯中毒

马铃薯俗称土豆、山药蛋、洋山芋或洋番薯。马铃薯如贮藏不当、时间过长就会发青出芽。已发芽的马铃薯内和皮层内含有可引起中毒的龙葵素，如吃了很多发芽并且未去皮的马铃薯，可引起中毒。

中毒表现

1. 有食用发芽马铃薯的行为，潜伏期 30 分钟至 2 小时。

2. 龙葵素是马铃薯中的有毒物质，也叫马铃薯毒素（也可见于茄子，未熟西红柿），是一种有毒的糖苷生物碱。能溶于水，有腐蚀性和溶血性，但遇醋酸加热后能分解破坏。每百克马铃薯含有的龙葵素只有 10 毫克左右，不会导致中毒。而未成熟的或因贮存时接触阳光引起表皮变绿和发芽的马铃薯，则每百克中龙葵素的含量可高达 500 毫克，如果大量食用这种马铃薯就可能引起急性中毒。

3. 中毒症状为出现头痛、头晕、口周发麻、乏力、耳鸣、畏光、眩晕、高热、惊厥、抽搐、昏迷、瞳孔散大、呼吸困难及呼吸衰竭，甚至因此而死亡。可有口咽灼热感、恶心、呕吐、上腹部烧灼样疼痛及腹泻。重者可剧烈呕吐，甚至出现脱水及休克，更甚者因多器官功能衰竭而死亡。

急救方法

1 对早期发现的中毒者，应立即催吐，并选用浓茶水、质量分数为 0.5% 的鞣酸溶液或 1 : 5000 的高锰酸钾溶液彻底洗胃，服用 3.5% 硫酸钠溶液 60 毫升，导泻或灌肠。

2 龙葵素为弱碱性生物碱，轻症中毒者可适当饮用食醋中和。

3 补充血容量，轻者可口服补液盐，多喝开水及淡盐水，重者应静脉输液。

4 对腹痛者，可给予山莨菪碱 10 毫克或昔鲁本辛 15~30 毫克，口服；对神经系统症状明显者可给予安定 5 毫克，每日 3 次，口服，镇静。

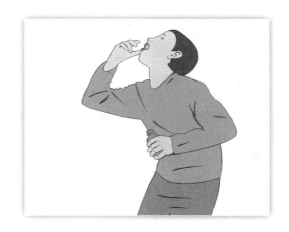

毒蕈中毒

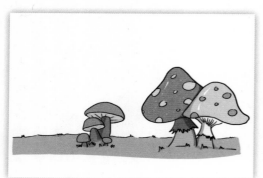

毒蕈俗称毒蘑菇，即野生毒蘑菇。种类繁多，我国有 80 余种。毒性很强的有白毒伞（白帽菌）、毒伞（绿帽菌）、鳞柄白毒伞（毒鹅膏）、残托斑毒伞、毒粉褶菌（土生红褶菇）、褐鳞小伞（褐鳞小伞菌）、肉褶鳞小伞、包脚黑褶伞（包脚黑伞）、秋生盔孢伞（焦脚菌）及鹿花菌等。一般含毒的蘑菇外观比较艳丽，但也有些品种外观上与可食的无毒野生蕈相似，易被误采食中毒，是一种常见的食物中毒，城市居民则多因食用混杂的干蕈引起。毒蕈的品种和所含毒素均不同，所表现的中毒症状也不一样。

中毒表现

1. 胃肠炎型： 表现为恶心、呕吐、腹痛、腹泻，部分中毒者会有发热现象。

2. 肝损害型： 除有胃肠道症状外，可出现黄疸、昏迷、抽搐、出血及循环衰竭。

3. 神经精神型： 除有胃肠道症状外，主要表现为幻听、幻觉、似醉酒状态、狂躁、精神错乱、精神抑制等。

4. 溶血型： 除有胃肠道症状外，还表现为黄疸、血红蛋白尿、肝脾大、贫血等溶血现象，也可继发肾脏损害，导致尿少及急性肾功能衰竭。

5. 毒蕈碱症状型： 以呼吸困难、胃肠痉挛、流涎、流泪、大汗、呼吸道分泌物增多、瞳孔缩小、视觉模糊等表现为主，严重者可出现抽搐、昏迷。

6. 抗胆碱综合征型： 主要表现为面色潮红、皮肤灼热、无汗、瞳孔散大、口干、烦躁不安、心动过速等，重者可出现狂躁、谵妄、抽搐、昏迷等。

急救方法

1 先让患者饮水 300~500 毫升，然后用手指或筷子、勺子、小木板等刺激咽后壁或舌根诱发呕吐，反复进行，直到胃内容物全都呕出为止；可用 1 : 5000 的高锰酸钾溶液、浓茶液或含碘液（200 毫升液体加碘酒 30 滴）反复洗胃，以清除或沉淀毒素。无腹泻者，于洗胃完毕后给予蓖麻油 30~60 毫升或 3~5% 硫酸镁溶液 60 毫升以导泻。

2 可让中毒者多饮水，有条件者最好静脉输液，加速毒物排泄，维持水、电解质平衡。

3 有毒蕈碱症状者，可给 1~2 毫克阿托品，每 15 分钟 1 次，肌内注射，直至瞳孔散大，心率增加，病情好转后逐渐减量；肝损害型，或以质量分数为 5% 的二巯基丙磺酸钠 5 毫升，每日 2 次，肌内注射，一般用 5~7 日。

注意事项

1. 无识别毒蕈经验者，不要自采蘑菇食用。
2. 有毒野生菇（菌）类常具备以下特征：色泽鲜艳度高；伞形等菇（菌）表面呈鱼鳞状；菇柄上有环状突起物；菇柄底部有不规则突起物；有毒野生菇（菌）采下或受损，其受损部流出乳汁。

敌鼠中毒

敌鼠属抗凝血性杀鼠剂，又名野鼠净、鼠克命，系淡黄色无味洁净粉末；此类药物主要是干扰肝脏对维生素 K 的利用，抑制凝血因子及影响凝血酶原合成，使凝血时间延长，还有破坏毛细血管壁的作用；敌鼠中毒多由于口服或误服所致。

中毒表现

潜伏期一般为 1~7 日。中毒后的症状一般为恶心、呕吐、腹痛、食欲减退、头晕、乏力等。还会出现牙龈出血、鼻出血、咯血、呕血、黑便、尿血、皮下出血。

急救方法

1 口服中毒者，立即催吐、洗胃、导泻。

2 维生素 K10~20 毫克，肌肉或静脉注射，每日 2~3 次。重度中毒者，每日静脉滴注可达 120 毫克。出血现象好转后逐渐减量，一般维持 12~15 日，待凝血酶原时间恢复正常，出血倾向消失后方可停药。

3 严重出血者，可输新鲜血、新鲜冷冻血浆，或凝血酶原复合浓缩物。

4 酌情给予糖皮质激素、维生素 C。

5 针对脑出血、蛛网膜下腔出血、消化道出血及其他脏器出血的并发症，进行应急对症处理。

蜂蜜中毒

蜂蜜中毒主要是食用了野蜂采集了有毒花粉所制的蜂蜜引起的。海棠、洋地黄、附子、相思子、曼陀罗及雷公藤等的花粉中，均含有毒性成分，野蜂采取此等花粉所制的蜂蜜是有毒的，当人们食入后即可引起中毒。

中毒表现

1. 潜伏期：一般为 0.5~3 小时，长者可达 24 小时。

2. 表现有头痛、恶心、呕吐、腹痛、腹泻、发热、心悸、口周及四肢麻木，可有肝肾损害现象及一过性视觉障碍等。重者可出现抽搐、昏迷、血压下降、呼吸衰竭，甚至死亡。

急救方法

1 食入不久者应尽早催吐，继之用活性炭混悬液洗胃，洗胃后留置活性炭混悬液于胃中，用硫酸钠或硫酸镁导泻。

2 静脉输液及应用利尿剂等以促进毒素排泄，注意纠正水、电解质失衡。腹痛者酌用山莨菪碱 10 毫克，或普鲁本辛 15~30 毫克，口服；抽搐者可用安定 10 毫克，或苯巴比妥钠 0.1 克，肌内注射，必要时可重复；昏迷、血压下降、呼吸衰竭者应积极抢救。

3 一旦出现过敏性休克，应立即就地抢救。患者取平卧位，松解领裤等扣带。如有呼吸困难，上半身可适当抬高；如出现呼吸、心跳停止者，应立即给予口对口人工呼吸及胸外心脏按压，直到急救医生到来，做进一步抢救治疗。

细菌性食物中毒

　　细菌性食物中毒，是人们吃了含有大量活的细菌或细菌毒素的食物，而引起的食物中毒，是食物中毒中最常见的一类。引起细菌性食物中毒的病原菌主要为沙门菌属、嗜盐菌属、葡萄球菌、致病性大肠杆菌、变形杆菌及肉毒杆菌。

中毒表现

　　食物中毒者最常见的症状是剧烈的呕吐、腹泻，同时伴有中上腹部疼痛；食物中毒者常会因上吐下泻而出现脱水症状，如口干、眼窝下陷、皮肤弹性消失、肢体冰凉、脉搏细弱、血压降低等，最后可致休克。

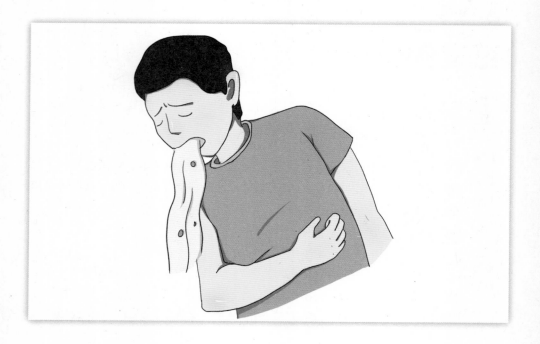

急救方法

1 **催吐：** 如食物吃下去的时间在 1~2 小时内，可采取催吐的方法：立即取食盐 20 克，加开水 200 毫升，冷却后 1 次喝下；如不吐，可多喝几次，迅速促进呕吐；亦可用鲜生姜 100 克，捣碎取汁用 200 毫升温水冲服。如果吃下去的是变质的荤食，则可服用十滴水来促进迅速呕吐；有的患者还可用筷子、手指或鹅毛等刺激咽喉，引发呕吐。

2 **导泻：** 如果病人吃下去中毒的食物时间超过 2 小时，且精神尚好，则可服用些泻药，促使中毒食物尽快排出体外；一般用大黄 30 克，1 次煎服，老年患者可选用玄明粉 20 克，用开水冲服即可缓泻；老年体质较好者，也可采用番泻叶 15 克，1 次煎服，或用开水冲服，亦能达到导泻的目的。

3 **解毒：** 如果是吃了变质的鱼、虾、蟹等引起的食物中毒，可取食醋 100 毫升，加水 200 毫升，稀释后 1 次服下；若是误食了变质的饮料或防腐剂，最好的急救方法是用鲜牛奶或其他含蛋白质的饮料灌服。

4 **送医急救：** 中毒较重者，应尽快送医院治疗；在治疗过程中，要给病人以良好的护理，尽量使其安静，避免精神紧张，同时补充足量的淡盐开水。

黄曲霉毒素中毒

　　黄曲霉毒素中毒主要是黄曲霉菌，是一种剧毒物质，会损害人体的肝脏，引起肝细胞坏死、肝纤维化、肝硬化等病变；食物中的花生、玉米、大米、小麦、大麦等最容易沾染上黄曲霉菌；工业化生产的发酵制品，如面酱、咸肉、火腿等食品，也能受到黄曲霉菌的污染。

中毒表现

　　1. 潜伏期一般为 5~7 天，潜伏期越短病情越重。
　　2. 起病之初有头晕、乏力、厌食等，很快进入肝损坏阶段，有逐渐加重的黄疸、肝肿大、肝肿痛，恢复时黄疸消退较快，但肝肿大、肝功能异常可迁延数月，重者黄疸持续加深，病死率可达 20%。

急救方法

1 立即停止摄入被黄曲霉毒素污染的食物。

2 补液，纠正脱水、酸中毒，防止休克。

3 保肝治疗；重症者按中毒性肝炎治疗。

4 用抗生素预防感染，对食入未经杀死黄曲霉菌的食物的中毒者，应给予抗真菌药物。

酒精中毒

急性酒精中毒，当饮入大量酒精后，即可引起中枢神经系统兴奋，随后出现抑制反应。以纯酒精计算，成人中毒量为 70~80 毫升，致死量为 250~500 毫升；儿童致死量约为 25 毫升，婴幼儿为 6 毫升以上，新生儿中毒量则更小。

中毒表现

1. 兴奋期：血乙醇浓度达 150 毫克/升时，即感头痛、恶心、呕吐、结膜充血及颜面潮红或苍白、兴奋、情绪不稳定，有时粗鲁无理，也可能沉默、孤僻。

2. 共济失调期：血乙醇浓度达 150 毫克/升时，肌肉动作不协调，表现为动作笨拙，视力模糊，步态蹒跚，语无伦次，且言语含糊不清。

3. 昏迷期：血乙醇浓度达 2500 毫克/升时，中毒者进入昏迷期，表现为昏睡、面色潮红或苍白、瞳孔散大、体温降低、心跳加快，休克；严重者可能危及生命。

4. 酒醉醒后：可有头痛、头晕、恶心、乏力等症状，如有耐受性者，症状较轻。重症者会发生并发症，如轻度电解质、低血糖症、肺炎、急性心肌病等。

急救方法

1 一般醉酒者，要密切监护，无须药物治疗，让其安静入睡。对饮酒量大的清醒者，可催吐、洗胃清除体内过量乙醇，但乙醇在胃肠内吸收较快，洗胃或催吐对昏迷者有一定危险性；呕吐严重者，可大量输液，并加用维生素 B_1、维生素 B_6、维生素 C，随后静脉注射速尿 20 毫克，可加速乙醇的排泄。

2 对兴奋躁动者，可善言安慰，给予必要的约束，待其入睡；对严重躁动难以控制者，可给予氯丙嗪 25 毫克或安定 10 毫克，肌肉注射。

亚硝酸盐中毒

　　日常生活中腌制的蔬菜，如小白菜、韭菜、包菜、菠菜等含有大量的亚硝酸盐及硝酸盐，如煮熟放置过久或盐腌久放，食之可致中毒。在腌咸肉或烧熟卤味时，有的人为了使肉色鲜红而加入硝酸盐，如果加入过量可引起中毒。

中毒表现

　　1. 病史：有进食大量上述放置时间较长的蔬菜、加入硝酸盐的腌肉或卤肉，或食用含亚硝酸盐的食物及水的病史。

　　2. 潜伏期：一般 0.5~4 小时，最短 10~15 分钟，长者可达 20 小时。

　　3. 主要原因：亚硝酸盐多存在于腌制的咸菜、肉类、不洁井水和变质腐败蔬菜等。部分新鲜蔬菜如小白菜、青菜、韭菜、菠菜、甜菜、小萝卜叶等也含有较多的亚硝酸盐和硝酸盐。还有人们食用的灰菜、野荠菜等野生植物，都含有较多的硝酸盐和亚硝酸盐类物质。特别是腐烂的菜叶或煮熟的剩菜或新腌泡的蔬菜及咸菜，在腌后一周左右亚硝酸盐含量最高。有的地方用亚硝酸盐含量高的苦井水腌制食品或误将工业用亚硝酸盐当作食用盐腌制食品，则食品中的亚硝酸盐含量更高。

　　4. 有头晕、头痛、心率加速、嗜睡或烦躁不安、恶心、呕吐、腹痛、腹泻、发热等缺氧症状，全身皮肤及黏膜呈现不同程度的蓝紫色，持续发作或阵发性发作，与呼吸困难不呈比例，严重者有心律失常、休克、肺水肿、惊厥、昏迷、呼吸衰竭等症状，甚至会危及生命。

急救方法

1 将中毒者置于通风良好的环境中，绝对卧床休息。

2 误服亚硝酸盐应及早洗胃与导泻，现场不能洗胃者，只要神志清醒，可先探吐或催吐；吸氧有一定疗效，有条件者应尽早吸氧。

3 轻者以质量分数为 50% 的葡萄糖液，加维生素 C，每日为 3~5 克肌肉注射或静脉注射。重者可以质量分数为 1% 的亚甲蓝按每千克体重 1~2 毫克，加入质量分数为 50% 的葡萄糖 20~40 毫升中，静脉注射；若无好转，2 小时后重复注射 1 次。

4 惊厥者应用镇静剂，如安定 10 毫克或苯巴比妥钠 0.1 克，肌肉注射，必要时可重复；休克或呼吸衰竭者，采取心肺复苏等相应措施。

注意事项

1. 防止错把亚硝酸盐当食盐或碱面用。
2. 蔬菜应妥善保存，防止腐烂，不吃腐烂的蔬菜。
3. 食剩的熟菜不可在高温下存放长时间后再食用。
4. 勿食大量刚腌的菜，腌菜时盐应多放，至少腌制 15 天以上再食用。
5. 不要在短时间内吃大量叶菜类蔬菜，或先用开水浸 5 分钟，弃汤后再烹调。
6. 肉制品中硝酸盐和亚硝酸盐用量要严格按国家卫生标准规定，不可多加。

有机磷中毒

　　有机磷农药，是用于防治植物病、虫、害的含有机磷成分的有机化合物，是农药中极为重要的一类化合物；有机磷农药品种很多，有 100 余种，我国常用的达数十种；这一类农药药效高，用途广，易分解，但有不少品种对人、畜的急性毒性很强，在使用时特别要注意安全。

中毒表现

　　1. 一般急性中毒多在 12 小时内发病，若是口服高浓度或剧毒的有机磷农药，可在几分钟到十几分钟内出现症状以至死亡。

　　2. 早期或轻症患者可出现头晕、头痛、恶心、呕吐、流涎、多汗、视物模糊、乏力等病情。

　　3. 较重者除上述症状外，并有瞳孔缩小，肌肉震颤，流泪，支气管分泌物增多，肺部有干、湿啰音和哮鸣音，腹痛，腹泻意识，恍惚，行路蹒跚，心跳过缓，发热，寒战等。重症者常有心跳过快、房室传导阻滞、心房颤动等心律异常，血压升高或下降，呼吸困难，口、鼻冒沫，甚至带有血液（肺水肿）、惊厥、昏迷、大小便失禁或尿潴留、四肢瘫痪、反射消失等，可因呼吸麻痹或伴循环衰竭而死亡。

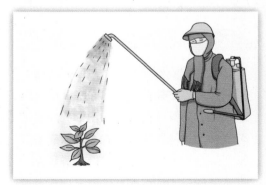

　　4. 吸入中毒患者，呼吸道及眼部症状出现较早，口服中毒常先发生胃肠道症状，皮肤接触中毒则以局部出汗和邻近肌纤维收缩为最初表现。

急救方法

1 立即将患者移离中毒现场，脱去污染衣服，用肥皂水或清水彻底清洗被污染的皮肤、头发、指（趾）甲。眼部受污染时，迅速用清水或生理盐水清洗。口服中毒者，应及时彻底洗胃。用清水或质量分数为 2% 的碳酸氢钠液（敌百虫除外），或 1:5000 的高锰酸钾液（对硫磷除外），并用硫酸钠导泻。忌用硫酸镁。

2 **饮食：** 口服中毒的患者，在催吐、洗胃后禁食 1~2 日，然后从流食开始，逐步过渡到正常饮食。

3 **特效解毒剂：**

（1）抗胆碱药：阿托品、山莨菪碱、东莨菪碱、苯那辛、苯甲托晶、长效托宁等。阿托品首次用量，轻度中毒 2~4 毫克，中度中毒 4~10 毫克，重度中毒 10~20 毫克，静脉滴注。可根据病情首次给药 1~10 毫克，然后每 5~30 分钟或 1~2 小时给药 1 次，直到症状明显好转，或患者出现"阿托品化"表现为止。

（2）解毒复方：一般由两个具有不同作用特点的抗胆碱药，与一个作用较快和重活化作用较强的重活化剂组成，如解磷定、复方双复磷（苯克磷）注射液。

樟脑丸中毒

　　樟脑丸仅含少量樟脑和对二苯，主要含有一种叫萘的物质。萘有很大的毒性，不仅有很强的消毒杀虫作用，对人体也同样有毒。

中毒表现

　　误食樟脑丸急性中毒者，可出现恶心、嗳气、流涎、呕吐、腹痛、腹泻、里急后重、尿道烧灼感、膀胱刺痛、尿意频数、头痛、不安、畏寒、发热、步态蹒跚、定向力障碍、肌肉抽搐、兴奋性精神症状、意识模糊、惊厥、昏迷、呼吸障碍、脉搏细弱、呼吸衰竭等症状。

急救方法

1 应立即催吐、洗胃。用手指或筷子等刺激患者咽后壁或内服炒盐浓溶液催吐，然后用微温开水、质量分数为 5% 活性炭混悬液（或质量分数为 2% 小苏打、1∶2000 高锰酸钾溶液）洗胃，反复多次。

2 催吐、洗胃后，饮用浓米汤、生鸡蛋清（100 毫升）等，以保护胃黏膜。

3 用蜂蜜水，以番泻叶代茶饮，以导泻和利尿。

漂白剂中毒

漂白剂主要成分为次氯酸钠，质量分数为 3% ~6% 的次氯酸钠水溶液为漂白液。也可制成片剂和粉剂，分别称为消毒片和漂白粉。用于物品的漂白和水净化。漂白剂对皮肤黏膜有腐蚀作用，溶液的腐蚀性与同浓度的氢氧化钠相似。漂白溶液在胃中与胃酸接触后，即释放出大量的次氯酸，后者对黏膜有较大刺激性。要正确使用漂白剂，避免漂白剂溶液溅到皮肤上和眼内。

中毒表现

皮肤接触后，局部出现红肿、瘙痒等。摄入造成黏膜腐蚀，表现为腹痛和呕吐，可造成血压下降、谵妄与昏迷，部分患者可出现咽喉部水肿等。吸入后出现咳嗽、呼吸困难，部分严重者出现肺水肿。

急救方法

1 即刻导吐，用清水小心洗胃，并将洗胃液彻底吸出。用盐类泻剂，如硫酸镁导泻。

2 给予胃黏膜保护剂，如稀粥、麦糊等可保护胃黏膜。

3 恶心、呕吐者，给予吗丁啉、胃复安等；腹痛者，给予解痉止痛剂；穿孔者，进行外科手术治疗。

误服不明药物中毒

  药物能治病，也能致病；吃错了药物；或者将外用药当作口服药，都可能引起急性中毒，但若能及时正确处理，往往可以得救；若处理不当，不仅患者痛苦，还可留有后遗症，甚至危及生命。

中毒表现

  1. 吃错药或服药自杀，如果药物性质比较平和，不会有什么大反应，如毒性较强，则可出现昏迷、抽搐；对胃肠道有刺激性的药物可引起腹痛、呕吐；具有腐蚀性的药物可引起胃穿孔；过量服用砷、苯、巴比妥或冬眠灵等药物可导致中毒性肝炎；过量服用磺胺类药可出现肾损害；氯霉素、解热镇痛药、磺胺类药等可损害造血系统。

  2. 根据中毒反应情况和中毒者身边、床头存留的药袋、药瓶、剩余药物，尽可能弄清吃错了什么药，如是儿童误服，对孩子不要恐吓打骂，仔细询问；如果错吃了几片维生素问题不会太大，若是安眠药，就可能昏睡不醒；不管什么药物中毒，抢救的原则是尽快去除药物和阻止吸收，具体办法与其他毒物中毒一样：即催吐、洗胃、导泻、解毒。

  3. 根据不同药物种类，临床表现不同。有的会出现头晕、嗜睡；有的会出现兴奋、狂躁；也有的会出现恶心、腹痛等，因此观察事故环境周围的迹象尤为重要，在有条件的情况下，在送院治疗的同时，带上疑似的药袋、药瓶、剩余药物等一同到医院接受检查治疗。

急救方法

1 催吐方法可用筷子、鸡毛等物刺激中毒者咽喉部，使其呕吐。

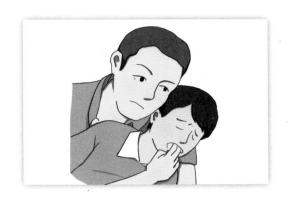

2 洗胃一般在催吐后马上让中毒者喝温水 500 毫升，然后再用催吐方法让胃内容物吐出，反复进行，甚至在护送中毒者的途中，也可以进行洗胃、催吐。有条件可用 1：（2000~5000）高锰酸钾溶液洗胃。若中毒者已昏迷，应取侧卧位，以免呕吐物和分泌物误入气管而窒息。如果弄清了错服的药物，洗胃时应采取以下特殊处理方法。

碘酒： 误服碘酒者应当即灌服米汤、面糊或蛋清，然后催吐。

水杨酸制剂等脚癣药水：当即用温茶水洗胃。

来苏尔消毒液： 可用温水或植物油洗胃，并随之灌服蛋清、牛奶、豆浆，保护胃黏膜，吸附毒物。

误服药物不明： 可用木炭或馒头烧成炭研碎加浓茶水灌服，以吸附毒物起解毒作用。

3 发现有人吃错药要在最短的时间内采取应急措施，千万不要坐等救护车或不采取任何措施就急着送医院，否则耽误一分钟就会增加一分钟损害。

阿片类中毒

　　阿片是罂粟科植物罂粟的未成熟果壳渗出浆汁的干燥物，含有 25 种以上的生物碱，统称为阿片生物碱类；常见阿片类药物制剂有阿片、吗啡、可待因、罂粟碱、海洛因等，人工半合成品有哌替啶（杜冷丁）、美沙酮等；此类药物为镇痛、止咳、止泻、麻醉、解痉等有效药物；此类药物的主要作用是抑制中枢神经系统和兴奋胃肠道等平滑肌，在镇痛的同时，还可引起欣快感，患者感到精神愉快、舒适，一切不适的感觉、痛苦、烦恼等都暂时消除，诱使患者重复用药，导致成瘾；此类药物中毒多由于大量、重复用药所致。

中毒表现

　　1. 初有兴奋不安、面色潮红、谵妄、呼气有阿片味，有欣快感。轻者意识蒙眬、恶心、呕吐、乏力、眩晕。重者口渴、皮肤苍白、脉缓、呼吸浅慢、瞳孔缩小、感觉减退、血压下降。晚期昏迷加深、排尿困难、反射消失、肌肉松弛、发绀；继而体温和血压下降，休克或呼吸麻痹，多在 12 小时内死于呼吸衰竭。还可继发肺部感染。

　　2. 慢性中毒（成瘾）者，表现为食欲缺乏、便秘、消瘦、衰老及性功能减退。戒绝药物时有精神萎靡、打哈欠、流泪、冷汗、失眠，以致虚脱等表现。

　　3. 胃液和尿液中阿片定性试验阳性有助于诊断。

急救方法

1 口服者，用 1∶2000 的高锰酸钾溶液洗胃，并导泻；注射中毒者，迅速扎紧注射部位上方，每 15~30 分钟放松 1 分钟，局部冷敷。

2 注意保暖，防止吸入性肺炎。尿潴留者可行导尿术。

3 呼吸困难时给予吸氧及呼吸兴奋剂，如尼可刹米、洛贝林、回苏灵等联合或交替应用，必要时气管插管或气管切开进行机械通气。

4 吗啡拮抗剂：纳洛酮，0.4~0.8 毫克，肌内注射或静脉注射；必要时 15~30 分钟后可重复给药；直到呼吸抑制解除为止。

5 静脉补液促进毒物排泄，防止水、电解质紊乱及酸碱失衡。有脑水肿及肺水肿者，给予相应处理。高热者可物理降温。

注意事项

1.加强毒物宣传，普及有关中毒的预防和急救知识。

2.加强毒物管理，严格遵守毒物的防护和管理制度，加强毒物的保管，防止毒物外泄。

3.防止误食毒物或用药过量，药物和化学物品的容器要另标签，医院用药要严格查对制度，以免误服或用药过量。

阿司匹林中毒

阿司匹林又名乙酰水杨酸，是目前最常用的解热镇痛药。阿司匹林有较强的解热镇痛作用和良好的抗风湿作用，常用于感冒发热、头痛、肌肉痛、神经痛、关节痛等。误服大剂量阿司匹林会中毒。

中毒表现

主要以中枢神经系统和代谢变化为主，表现为恶心、呕吐、头痛、头晕、听觉障碍、大量出汗、面色潮红、口渴、皮肤苍白、发绀、呼吸加速和变深。尚可发生水、电解质失衡和酸中毒，有时可发生低血糖或暂时性血糖升高和糖尿；甚至可发生烦躁不安、精神错乱、抽搐、昏迷、休克和呼吸衰竭。

急救方法

1 有轻微不适即停止服药。

2 温水洗胃后给予质量分数为 20% 的药用炭混悬液 50~100 毫升，必要时可酌量给予硫酸镁溶液导泻。

3 有休克、心力衰竭及肺水肿时应迅速送医院治疗。

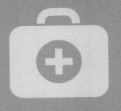

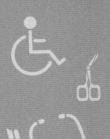

Part

9

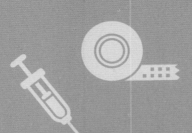

家庭常见的
小儿紧急病症

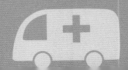

高热惊厥

高热惊厥是指小儿高热时伴有惊厥,是小儿常见的急症。

原因及症状

1. 外感邪毒,或内伤七情等,造成脏腑阴阳气血失调所致。

2. 小儿发育不完善,大脑的兴奋抑制调节作用不稳定,高热常使孩子过度兴奋,常表现有哭闹,烦躁不安,由兴奋突然转为抑制,即发生惊厥。

3. 体温上升期,表现为疲乏,有不适感,肌肉酸痛,皮肤苍白、干燥、无汗,畏寒或寒战等症状;高热持续期,此时体温已达高峰,皮肤潮红而灼热,呼吸加快、加强,可能有汗出,此症状持续数小时、数天或数周。

急救方法

1 将患儿置放于环境安静、阴凉、空气流通处。用冷毛巾或冷水袋敷头额、双侧腋下及腹股沟部位。

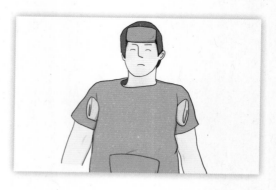

2 用温水(28~30℃)于四肢、躯干两侧及背部擦浴,或洗温水澡,擦浴时如患儿出现皮肤苍白或全身皮肤发凉状况,应立即停止。

咽喉灼伤

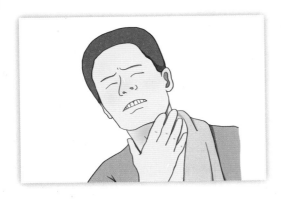

咽喉部烫伤多发生于学龄前儿童，5岁以前的儿童多见。咽部灼伤很容易导致死亡，我们要了解小孩咽部灼伤的症状，这样可以提早采取相应的措施，有效防止病情恶化。

原因及症状

咽部烫灼伤是由于误吞服烫开水、强酸、强碱溶液等造成的，儿童经常发生类似情况。

咽部烫灼伤可造成咽喉黏膜水肿堵塞，严重的会引起窒息。烫灼伤的程度与开水的温度、化学物质的浓度、饮入量的多少以及停留时间的长短有关。受伤较重的部位一般是嘴唇、颊黏膜、咽峡、咽后壁及会厌部。由于儿童咽喉保护性反射还不健全，吞咽后不会立即吐出，反而大哭大喊，加深吸气，造成更广泛的烫伤。

急救方法

1 如误服强酸，可用氢氧化铝凝胶、肥皂水、牛奶中和，但不能用小苏打，以免服后产生二氧化碳，使本来已受伤的食管和胃胀破。

2 若误服强碱，可用食醋、橘子汁、柠檬汁等中和，之后可以灌入牛奶、鸡蛋清、植物油、面糊等流质，以保护好食管、胃的黏膜。

3 经过以上初步处理后，应将伤员尽快送医院治疗。

急性喉炎

急性喉炎就是喉部黏膜急性弥漫性炎症。

病因及症状

　　引起上呼吸道感染的病毒或细菌，大部分都是本病的原因。冬春季发病多，婴幼儿喉腔狭小、喉骨柔软、黏膜血管丰富，炎症时黏膜水肿使喉腔更加狭窄而产生喉梗阻。

　　1. 起病急，一些病例短至数小时即能引起严重的呼吸困难而窒息。音哑、犬吠样咳嗽及吸气性喉鸣、夜间加重是本病的特点。

　　2. 病初可有发热、咳嗽、流涕等症状，患者仅在活动或哭闹后出现喉鸣和吸气性呼吸困难，颜面、口唇、指趾青紫，出冷汗，面部表情异样；重度患者渐显衰竭、昏睡状，由于极度缺氧导致窒息而死亡。

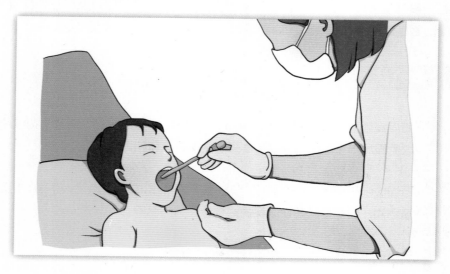

急救方法

1 保持呼吸道通畅，使用抗生素控制感染。口服强地松或地塞米松药丸，肌肉注射或静脉点滴。烦躁不安者可适当使用镇静剂。当小儿出现典型的喉炎症状时，应到医院接受医生的检查治疗。

2 大多数患儿经过积极治疗和精心护理，预后良好，数天之内即可恢复。出现重度呼吸困难的患儿应做气管切开手术，保持呼吸道通畅。

3 若同时用超声雾化吸入治疗此病，效果更好、更快。

4 可用庆大霉素 8 万单位和地塞米松 2 毫克，加入 20 ～ 50 毫升生理盐水，雾化吸入，每天 1 次，可迅速改善声嘶症状。

注意事项

1. 应该从增强小儿体质着手，如适当的户外活动锻炼，多晒太阳，养成良好的饮食和卫生习惯。

2. 注意季节和气候变化时小儿的衣着，保持适宜的室温，室内定时开窗通风，及时治疗小儿贫血、营养不良、佝偻病等不良病症。

3. 此外，在呼吸道疾病高发季节，应尽量少带小儿去人群拥挤的公共场所，减少患伤风感冒的机会。

烧烫伤

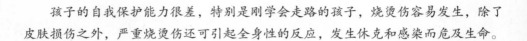

孩子的自我保护能力很差，特别是刚学会走路的孩子，烧烫伤容易发生，除了皮肤损伤之外，严重烧烫伤还可引起全身性的反应，发生休克和感染而危及生命。

病因及症状

1.烧伤的程度与面积大小、伤势深浅有关。轻微烧伤表现为口渴、唇干、尿少、脉率增快。严重者可发生休克，有烦躁不安或表情难以控制、反应迟钝等不良症状产生。

2.烧烫伤分为一度烧伤、二度烧伤和三度烧伤。其症状主要表现为：一度烧伤仅伤及表皮，伤部出现发斑，有剧痛，一般2~3日症状消退，3~5日痊愈，脱屑，无瘢痕。二度烧伤累及真皮，伤部有水疱，疼痛加重，2~4周痊愈，短期内有色素沉着，可产生瘢痕。三度烧伤伤及皮肤全层，可深达肌肉、骨骼，伤部发黑或呈棕黄色的焦痂。愈合慢，多数需植皮。

急救方法

1 小面积的烫伤，可用冷清水局部冲洗肢体、浸泡伤处，起到止痛和消肿的作用。

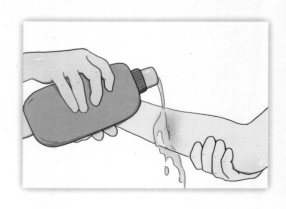

2 如贴身衣服与伤口粘在一起时，切勿强行撕脱，以免使伤口加重，可用剪刀先剪开衣服，然后慢慢将衣服脱去。

3 若衣服燃烧，应脱去燃烧的衣服就地翻滚或者用水喷洒着火的衣服。

4 可多次少量口服淡盐水，疼痛剧烈可服止痛片。二度和三度烧烫伤需及时送医院，途中需吸氧、输液。

注意事项

1. 对于轻度烫伤的孩子而言，身体烫伤本质上并不危险，但因烫伤而引起的贫血、感染等全身性障碍的危险才是值得重视的。因此，应尽快让孩子入院，使其接受输血、补液、植皮等治疗。

2. 不要给伤处涂抹酱油、醋、碱、牙膏或紫药水之类的东西，这样不但不能减轻伤情，而且会继续刺激创面，加深受伤程度，增加了感染的机会，到医院后也给医生的诊治造成了困难，在冲洗这些涂抹物的时候会加重孩子的痛苦。

3. 为防止发生休克，可以给孩子喝些淡盐水，补充血容量，减轻休克程度，但不要在短时间内服用大量的白开水，以免引发脑水肿和肺水肿等并发症。

4. 保持孩子患部清洁，避免感染及碰撞。

动物咬伤

在日常生活中，常有孩子不小心被猫和狗等宠物咬伤。因此，在和宠物交流的过程中，千万别因为一些过激的言行而"惹火"它们。

原因及症状

1. 猫和狗这些小动物的牙齿有许多细菌，人被其咬伤后处理不当也可能致死。若被狗咬，存在患狂犬病的危险。

2. 小朋友一定要知道，狂犬病几乎是死亡率百分之百的可怕疾病，其症状为四肢乏力、烦躁不安、瞳孔散大、唾液过多、出汗、失眠。2~3 天后，体温会升高到 38℃ 左右，精神也陷入兴奋状态，开始痉挛，严重者伤口附近的肌肉可能出现麻痹症状，待扩散到全身后就将面临死亡的危险。因此，当小朋友们被宠物抓伤或咬伤时，应该马上告诉家长，同时，必须立刻采取紧急处理措施。

急救方法

1 被猫、狗抓伤或咬伤后，要立即处理伤口，首先在伤口上方扎止血带，防止或减少病毒随血液流入全身。

2 迅速用洁净的水对伤口进行清洗，彻底清洁伤口。不要包扎伤口。

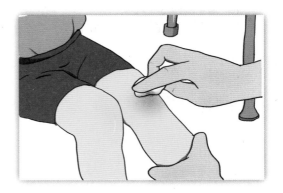

3 迅速前往医院进行诊治，在 24 小时内注射狂犬病疫苗和破伤风抗毒素。

4 狂躁不安的患者，应住安静的暗室内，避免光、声、电、风的刺激，保持呼吸道通畅。

注意事项

1.在猫或狗面前，不要突然惊吓它，否则容易被抓伤。

2.当狗在你身边闻气味时，不要惊慌，原地站住不动。当狗追你时，不要抬脚踢它。有效的办法是站住，假装弯腰捡石头打它。

3.抚弄宠物时，手心向下，慢慢接近它。

4.在注射疫苗期间，应注意不要让孩子喝浓茶、咖啡，也不要吃有刺激性的食物，诸如辣椒、葱、大蒜等；同时要避免宝宝受凉、剧烈运动或过度疲劳，防止感冒。

小儿呃逆

小儿呃逆俗称"小儿打嗝"，医学上称为"膈肌痉挛"，是较常见的一种病症。

原因及症状

1. 小儿呃逆可由多种原因引起。小儿食用过冷或过热的食物，或过度紧张兴奋，或突然受凉，或吸入冷空气，都会发生呃逆现象。

2. 小儿呃逆也可由多种疾病引起，如脑炎、中暑、肺部或胸膜或膈肌病变，另外病后体虚、劳累过度、药物过敏等因素也可引起呃逆。

3. 打嗝的症状是由横膈膜肌肉突然强力收缩，同时伴随不自主地关闭声门而发出"嗝"的典型声音。一般情况下，数分钟即可平息。

急救方法

1 让患儿坐直，屏住呼吸，时间尽可能长一些，反复憋气，直到呃逆停止。

2 将竹筷的细端包上棉花，或使用棉签，放入患儿的口中，按压硬腭和软腭交界处稍后面正中线处，按摩一分钟左右就能有效地控制呃逆。

3 如果患儿持续不断地打嗝儿，就可能是胃、膈、心脏、肝脏疾病或肿瘤等方面的症状，应及时去医院进行细致的诊治。

麻疹

麻疹是由麻疹病毒所致的急性传染性皮肤病，一般儿童的发病率较高，以发热、流涕、眼结膜炎、咳嗽、口腔黏膜斑及周身斑丘疹为其临床特征。

原因及症状

1. 麻疹病毒随飞沫进入被感染者的鼻、咽和眼或直接被吸入气管、支气管，在局部的上皮细胞内繁殖，并经过淋巴管内的流动细胞到达局部淋巴结，继续繁殖并扩散到血液，形成第一次病毒血症。

2. 患者是唯一的传染源，自潜伏期末至出疹后 5 天均可有传染性。

3. 早期有呕吐、腹泻症状，在软腭、硬腭上可出现红色细小内疹。在起病第 2~3 日可于双侧近臼齿颊黏膜处出现细砂样灰白色小点，绕以红晕，称麻疹黏膜斑。

4. 出疹期，全身症状加剧，体温可高达 40℃，精神萎靡、嗜睡、厌食。

急救方法

1 高热患者给予物理降温或小剂量退热药，以免热度骤降而出现虚脱。烦躁不安者可适当用镇静剂。咳嗽时可服用镇咳药。

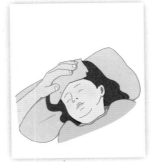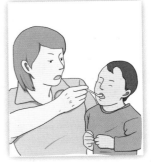

2 严格隔离至出疹后 5 天。有并发症者，应隔离至出疹后 10 天。

风疹

风疹又称"风痧"，是儿童常见的一种呼吸道传染病。由风疹病毒引起，病毒存在于出疹前 5~7 天，潜藏于病儿唾液和血液中，但出疹 2 天后就不易找到。

原因及症状

1. 在出疹前、中、后数天内传染性最强，除鼻咽分泌物，血、便、尿中亦有病毒存在。通过空气飞沫、母乳喂奶传播，也可通过衣物、生活用品等接触传播。

2. 母亲孕期原发感染可导致胎儿宫内感染，其发病率和致畸率与感染时的胎龄密切相关，以孕早期为最高。

3. 风疹多为小儿感染风疹病毒后，经 9~18 天的潜伏期开始出现一般感冒症状，如发热、恶风、咳嗽等一系列的明显病症。发热 1~2 天后，即在全身出现疹点。

急救方法

1 患者应隔离到出疹后 5 日，其间精心护理，并注意休息和给予高热量及富含维生素的饮食。

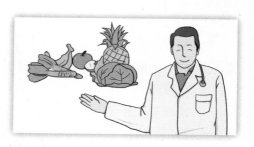

2 病原治疗可用抗病毒药物利巴韦林，每日 3~4 次，口服，共服 5~7 天。

3 发热较高患者可用安乃近滴鼻。口服对乙酰氨基酚、布洛芬等药物。若有咳嗽可用止咳药。

水痘

　　由水痘带状疱疹病毒所引起的急性传染病，以较轻的全身症状和皮肤黏膜上分批出现斑疹、丘疹、水疱和痂疹为特征，本病多见于小儿。

病因及症状

　　1.任何年龄的人均可感染水痘，其中婴幼儿和学龄前儿童发病较多，6个月以下的婴儿较少见，但新生儿亦可患病。孕妇患水痘时，胎儿可被感染甚至形成先天性水痘综合征。偶见成人患者。

　　2.由水痘带状疱疹病毒感染所致，好发于冬末、初春，通过直接接触、飞沫、空气传播。

　　3.水痘的临床异型表现有：大疱性水痘、出血性水痘、新生儿水痘、成人水痘等。此外，若妊娠期感染水痘，可引起胎儿畸形、早产或死胎。

　　4.最初在背部和腹部出现蚊子咬似的红色小疹点，开始1~2个，数小时后就发展到手腕和腿部，一部分变成水疱。

　　5.轻症者痘形小而稀疏，色红润，疱内浆液清亮，伴有轻度发热、流涕等症状；重症者痘形大而稠密，色赤紫，疱浆较浑浊，伴有高热、烦躁等症状。

　　6.发热与皮疹（斑丘疹、疱疹）同时发生，或无发热即出疹。皮疹向心性分布，以躯干、头、腰处多见。皮疹分批出现，斑丘疹→水疱疹→结痂，不同形态皮疹同时存在，痂盖脱落后不留瘢痕，即可诊断为水痘。

急救方法

1 **中医治疗：**银花 12 克，甘草 3 克，水煎，连服三天。皮肤抓破者，可用青黛散外敷。

2 **西医治疗：**对症处理，如瘙痒较重者可口服非那根，局部擦涂炉甘石洗剂。如有皮肤继发性细菌感染，可适当选用四环素软膏局部涂抹或抗生素等药品。

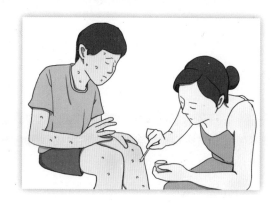

3 发热、头痛患者给予解热镇痛药。如果头痛剧烈，应及时送医院就诊。

注意事项

1.发现水痘患儿应立即隔离，隔离期限为从发病到皮疹全部结痂为止。

2.患水痘的小儿应注意卧床休息，加强护理，勤洗手，把指甲剪短，避免抓破皮疹引起继发感染。

3.注意饮食调养，多吃清淡易消化的食物，多饮开水，忌食辛辣、油腻食物。

4.切勿与水痘患儿接触，如已接触，则可肌肉注射胎盘球蛋白。对正在应用激素治疗的小儿患者需及时减量或逐渐停用激素。此外，对水痘患儿的用具等要暴晒或煮沸消毒。

小儿腹泻

小儿腹泻是一组由多病原、多因素引起的以大便次数增多和大便性状改变为特点的儿科常见病。四季均易发生，一般夏季发病较多。

原因及症状

1. 小儿非感染性腹泻主要是由于喂养不当，如进食过多、过少、过热、过凉，突然改变食物品种等引起，也可由于食物过敏、气候变化、肠道内某些营养缺乏引起。感染性腹泻可由病毒（以轮状病毒为最多）、细菌、真菌、寄生虫感染肠道后引起。

2. 此病可缓可急，轻症仅有胃肠道症状、食欲不振，偶有呕吐、大便次数增多及性状改变；重者大便次数要达一天十余次，甚至几十次。大便可呈水样、糊状、黏液状，有的可解脓血便，同时可出现较明显的脱水、电解质紊乱和全身中毒症状。

急救方法

1 单纯小儿腹泻时，除吃药治疗外，饮食上应吃些稀饭、面条等易消化的食物，但是最主要的还是多喝些盐开水。

2 腹泻的婴儿，一旦出现脱水症状，如精神萎靡、反应迟钝、尿少而浓、哭而无泪和眼窝凹陷等，定要尽快去医院输液补充水分，否则后果严重。

体温计断裂

孩子的好奇心很强，当给他试体温时，孩子不小心把体温计咬断，遇此情况后家长不要惊慌。

原因及症状

1. 给儿童测体温时，儿童不慎咬断体温计，将水银吞入。

2. 吞下的水银不会引起水银中毒，因为金属汞不溶解于胃肠液，它的比重又大，到胃里后容易经肠道而随粪便排出。但是要注意观察孩子的大便和有无其他不适表现，如恶心、呕吐等异常征象，以便及早就诊。

急救方法

1 让孩子将碎玻璃吐出，并用清水漱口。

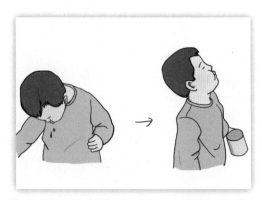

2 如已吞下玻璃碴，可让孩子吞吃一些富含纤维素的蔬菜，使玻璃被蔬菜纤维包住，随大便排出。

3 为保险起见可给孩子喝 1 杯牛奶，或吃 1 只生鸡蛋清，使水银与牛奶或蛋清结合后排出体外。如出现剧烈腹痛，则应及时入院抢救医治。

昆虫入耳

耳朵的外口没有防护，虫子钻进耳朵的事情常常发生，尤其是在夏季；常见的异物有蚊子、飞蝇或更小的虫子。

原因及症状

儿童在睡觉时，小虫不小心进入耳道内，或者儿童突然哭诉时，应考虑是否有异物进入耳内。小虫入耳可引起耳部出现剧烈响声。轻者小虫子叮咬耳道让儿童奇痒难忍，重者虫子会撞破鼓膜引起耳聋。

急救方法

1 光诱法： 如白天小虫入耳，可用手将耳道口堵住，而后耳道口朝阳，放下手，如晚上，就把灯放在外耳道口，引诱虫子自动爬出。

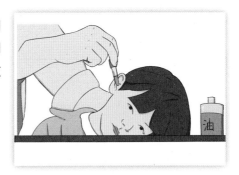

2 滴油法： 让爬进虫子的耳朵向上，滴5滴食用油，能粘住虫脚不让其乱动，时间稍久就会把它憋死或淹死，然后取出虫子，擦净耳道。

3 灌水法： 用温盐水冲洗耳道，能淹死或者冲出虫子。

4 压耳法： 稍大的虫子进入耳道，可以用食指把耳垂紧压在耳道口，断绝耳内空气，迫使虫子回转，待耳道口有虫子蠕动时，把食指松开，虫子就会爬出来。

异物入鼻

不少孩子因为贪玩，将各种危险物塞入或吸入鼻腔，除了可能造成窒息，少数情况还会导致食管穿孔或流血，家长应多留意，若孩子误吸异物应尽早送往医院。

原因及症状

1. 儿童嬉戏时，会将豆类、纽扣、橡皮等小物塞进鼻腔内；偶尔也会有小飞虫飞入鼻腔；进食时大笑或打喷嚏时会导致食物呛入鼻腔。

2. 如为金属异物，实施X线摄片检查可明确异物的部位及大小。

3. 其临床表现为一侧鼻腔阻塞，流臭脓带血鼻涕。鼻腔黏膜红肿，鼻腔有脓性分泌物；异物若存在时间过长，鼻黏膜可出现糜烂、假膜等不良现象。

急救方法

1 首先询问患者将何种东西塞入鼻孔，然后用手电筒照射鼻孔并查看。

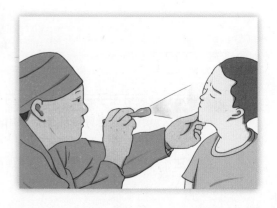

2 告诉患者要用嘴呼吸，不要用鼻呼吸，以免将异物吸入气管。

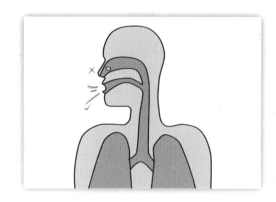

3 如果鼻腔内异物较小，位置不深，可通过擤鼻动作将异物擤出。

4 也可让患者嗅胡椒粉，以诱发打喷嚏，有时也可将异物排出。

注意事项

1.如果进入鼻子的异物有一部分露在外面，可以轻轻地将其捏出；但是不能勉强，否则会将异物推进鼻子深处落入气管，造成危险；特别是在家里用镊子或筷子取异物，有时会损伤鼻黏膜。

2.花生、豆粒等误入鼻孔，可先往鼻孔里滴几滴食用油，然后用手堵住两耳和没有被异物堵塞的一侧鼻孔，让小孩鼻孔稍用力向外喷气，使异物滑出；也可在滴油后，用纸刺激另一鼻孔，引起喷嚏，使异物被喷出。如异物仍不能擤出，应去医院及时就医。

3.婴幼儿虽未感冒但出现鼻塞、鼻涕恶臭等不良症状时，可能是鼻内进入了异物，家长应引起注意。

异物入眼

　　日常生活中，异物入眼后，可引起不同程度的眼内不适感，严重者会造成眼球损伤，轻者视力下降，重者可完全丧失视力。

原因及症状

　　1.空气中的灰尘、小昆虫粘在眼球或留在眼皮内。

　　2.硫酸、家用清洁剂等有害液体侵入眼内。

　　3.工矿意外爆炸时的爆炸碎屑溅入眼内。

　　4.磨砂轮抛出的金属小块飞入眼内。

　　5.临床主要表现为眼睛疼痛、发胀，受伤的眼睛不断流泪，眼睛发红，视力受损，有异物感，畏光。异物进入瞳孔区者可引起视力障碍。

急救方法

1 切勿用手揉擦眼睛，以免异物擦伤眼球，甚至使异物陷入眼球组织内。并且尽快用大量的清水（自来水或蒸馏水）冲洗受伤的眼睛。冲洗时不要让水溅到患者未受伤一侧的眼睛以及皮肤上，也不要溅到救护者自身。冲洗后用干净纱布盖住受伤一侧的眼睛，及时送医院治疗。

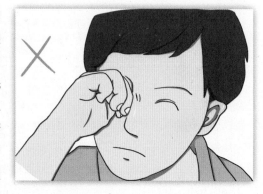

2 闭眼休息片刻，等到眼泪大量分泌，睁开眼睛眨几下，泪水可将异物冲洗出来。

3 或者将头浸入水中，在水中眨几下眼，这样也可把眼内的异物冲出。

4 如果各种冲洗方法均不能将异物冲出，可自己或请旁人翻开眼皮，用棉签蘸干净的水轻轻地将异物擦洗出来。

注意事项

1.一般异物如昆虫、灰沙、铁屑等进入眼内；多数是黏附在眼球表面；所以切忌用手或手帕揉擦，否则会使眼结合膜和角膜遭受损伤；这时应用拇指和食指轻轻翻开上眼皮及下眼皮，先检查虹膜、角膜和内外眼角，再检查上眼皮，如已发现异物，可用湿的棉签或干净的手帕把它轻轻拭掉。

2.如果灰沙或铁屑附在眼皮内，就要把眼皮翻开将异物擦去；如嵌在角膜上，切勿用尖硬物进行随意挑拨，以免穿透角膜，可用干净的针筒吸取硼酸水，在异物旁边轻轻冲洗，注意硼酸水不能冲在异物上；如果异物仍不能出来，应速送医院治疗。

鞭炮炸伤

春节期间，鞭炮在给人们带来喜庆的同时，被其炸伤的事故也随之而来，尤其是儿童玩鞭炮受伤的更多。在炸伤事件发生后，如不进行有效处理，将会导致严重后果。

原因及症状

1. 手伤：伤口小、浅，有少量出血；重者可伤及肌腱、神经、肌肉、骨及关节；严重者手掌、手指大部被炸掉或失去原形。

2. 眼伤：伤后多有剧痛，眼中有异物；重者眼球脱出，眼内出血，视物不清或失明。

3. 爆炸性耳聋：伤后一侧耳或双耳听力下降或听不到声音。

急救方法

1 发生鞭炮炸伤，家长应及时对伤处用冷水冲或冷毛巾敷，减轻炸伤程度。

2 如手部或足部被鞭炮等炸伤流血，急救者应迅速用双手卡住其出血部位的上方，如撒上止血粉。如果出血量大不止，则应用橡皮带或粗布扎住出血部位的上方，抬高患肢，急送医院进行清创处理。但捆扎带每15分钟要松解一次，以免患部缺血坏死。立即拨打120急救电话。

3 如果炸伤眼睛，不要揉擦和乱冲洗，最多滴入适量消炎眼药水，并平躺；额头和眉弓被鞭炮炸伤时，要检查眼睛视力，初步判断有无视神经间接损伤，拨打120或急送医院。